职业教育“双高计划”建设成果

职业教育活页教材

“岗课赛证”融通教材

老年人综合照护实训指导

TRAINING GUIDANCE ON COMPREHENSIVE CARE FOR THE ELDERLY

袁　葵　冯乐玲　宁香香◎主　编

余锡芬　张　敏　陈　燕◎副主编

ZHEJIANG UNIVERSITY PRESS

浙江大学出版社

·杭州·

图书在版编目(CIP)数据

老年人综合照护实训指导 / 袁葵,冯乐玲,宁香香主编. —杭州 :浙江大学出版社,2024.1(2025.8 重印)
ISBN 978-7-308-24210-3

Ⅰ.①老… Ⅱ.①袁… ②冯… ③宁… Ⅲ.①老年人—护理 Ⅳ.①R473

中国国家版本馆 CIP 数据核字(2023)第 176001 号

老年人综合照护实训指导
LAONIANREN ZONGHE ZHAOHU SHIXUN ZHIDAO

主　编　袁　葵　冯乐玲　宁香香

策划编辑　阮海潮
责任编辑　阮海潮(1020497465@qq.com)
责任校对　王元新
封面设计　续设计
出版发行　浙江大学出版社
(杭州市天目山路 148 号　邮政编码 310007)
(网址:http://www.zjupress.com)
排　　版　大千时代(杭州)文化传媒有限公司
印　　刷　杭州高腾印务有限公司
开　　本　787mm×1092mm　1/16
印　　张　10.5
字　　数　206 千
版 印 次　2024 年 1 月第 1 版　2025 年 8 月第 2 次印刷
书　　号　ISBN 978-7-308-24210-3
定　　价　45.00 元

《老年人综合照护实训指导》

编委会

主　编　袁　葵　冯乐玲　宁香香

副主编　余锡芬　张　敏　陈　燕

编　委　（按姓氏笔画排序）

王　凤（宁波卫生职业技术学院）
冯乐玲（宁波市第六医院）
宁香香（宁波卫生职业技术学院）
李水浓（宁波市颐乐园）
李会仿（衢州职业技术学院）
李虹毓（宁波卫生职业技术学院）
杨海玲（宁波市第六医院）
吴佳莹（宁波卫生职业技术学院）
何　玮（川北幼儿师范高等专科学校）
何　萍（宁波卫生职业技术学院）
余锡芬（宁波市第六医院）
应　瑛（宁波市第六医院）
张　敏（浙江舟山群岛新区旅游与健康职业学院）
陈　燕（宁波卫生职业技术学院）
陈　燕（宁波卫生职业技术学院）
陈井芳（宁波卫生职业技术学院）
袁　葵（宁波卫生职业技术学院）
高　波（宁波市颐乐园）
高　甄（宁波市南山老年疗养院）
郭丽芬（宁波大学附属人民医院）
黄金银（宁波卫生职业技术学院）
常秀春（宁波卫生职业技术学院）
葛　炜（宁波卫生职业技术学院）
雷佳虹（川北幼儿师范高等专科学校）
潘彬琪（温州市红景天养老经营管理公司）

前 言

为推动落实《国家职业教育改革实施方案》，满足大健康产业对应用型人才的需求，本教材以老年照护员应具备的能力为出发点，对接老年照护相关技能大赛，基于实际工作过程，立足“岗课赛证”融通，进行综合性实训任务设计。以老年人常见疾病为出发点，将教材内容分为五个项目，即老年人常见呼吸系统疾病综合照护、老年人常见心血管系统疾病综合照护、老年人常见神经系统疾病综合照护、老年人常见骨骼肌肉系统疾病综合照护及老年人其他常见疾病综合照护。每个项目下分若干个任务，每个任务的案例设计以老年人照护需求为依据，从医院照护、养老机构照护、社区（日间）照护中心照护及居家照护四个不同场景展开。案例及情景设计中突出“以照护对象为中心”的理念，还原真实情景，体现完整任务和不同岗位照护需求，培养学生胜任不同岗位的能力。

教材中每个任务都配备学习任务单、PPT 及评价标准等数字资源，以二维码的形式嵌入相应内容中，读者只需要用手机扫一扫二维码，就可以获得相关资源，进行预习和复习。

本教材以习近平新时代中国特色社会主义思想和党的二十大精神为指导，以培养高素质应用型专业人才为宗旨，落实立德树人根本任务，全面贯彻价值塑造、知识传播和能力培养的育人理念，为高质量发展提供人才支撑。本教材是浙江省精品在线开放课程（长期照护课程群）资源库配套教材。

本教材主要供高职高专学校护理专业、护理（老年护理方向）专业、老年保健与管理专业、老年服务与管理专业学生使用，也可作为“健康养老照护”等竞赛项目的参考书。

主　编

目　录

班级		姓名		学号	

项目一　绪　论

任务一　照护计划书写

学习目标

技能目标

1. 能应用内科、外科、妇科、康复等各方面的知识全面评估照护对象的照护需求，识别照护问题和心理需求。

2. 能制订结合个人偏好的照护计划，满足照护对象个性化需求。

素质与思政目标

1. 具有以人为本的理念和跨专业团队合作的意识。

2. 尊重照护对象的文化和宗教信仰，并在照护目标、措施等方面充分体现出来。

照护计划(nursing care plan)是照护人员的工作指南，是照护人员根据照护对象的日常生活活动能力、疾病情况、心理情况、认知功能状态，结合照护对象的受教育程度、个人爱好、参与能力等制订具体到每日、每周、每月的活动安排，可以是单人的，也可以是集体的。个人照护计划(individualized nursing care plan)是指通过对照护对象某个特定时间段情况的分析，确定照护对象现存和潜在的照护问题，以符合健康常识和照护工作程序的方法，进行合理安排，在一定的时间内条理清晰地予以解决。

【照护计划的理论基础】

照护计划应是跨专业团队在"以人为本"的全人照护理念指导下形成的团队工作指南。"以人为本"体现在以下几点：

(1)重视照护对象。照护计划应以满足照护对象的需求为核心，以照护对象为中心，且随着照护对象情况的改变而调整，因此照护计划是动态的。

(2)照护对象是独立的个体。照护计划要着眼于提升照护对象的个人价值、自理能力，改进照护环境，给予照护对象有效的"支援"。

(3)从照护对象的意愿出发。要尊重并"倾听"照护对象及其家属的意愿，考虑照护对象的偏好和选择，并将家庭照顾者、一线照护员的观察结果和经验纳入计划中，使其具有针对性。

(4)提供社会心理支持。照护计划不只是照护对象的日常生活照顾，而是在系统考虑照护对象生理、心理、精神和社交的需求基础上所提供的全人照护，社会心理支持贯穿于照护全过程。

【照护计划的制订】

开展实际照护前，通过案例阅读，对照护对象的情况进行全面分析，包括生理、心理、精神和社交各个方面，确定是否存在问题，并依据马斯洛的需要层次理论，将照护问题按照首优、中优、次优等重要性进行排序。

1.照护情景

×××，女，65 岁，因“乳腺癌化疗 6 次，拟行手术”入院。查体：右侧乳房外上象限可触及 2cm×1cm 肿物，在全麻下行“单侧保乳改良根治术（Ⅳ级）”，手术顺利。术后第 3 天，受凉后出现咽痛、流涕，体温最高达 37.5℃，查体发现咽部充血，考虑为上呼吸道感染，给予对症治疗。平时与丈夫感情良好，有 1 女儿，在外省工作。现术后第 4 天，老年人焦虑、恐惧情绪加重。需要给老年人测量体温和指导她进行术后肢体功能锻炼。

请根据案例及要完成的任务撰写照护计划。

2.案例分析

（1）病情分析：老年人在全麻下行“单侧保乳改良根治术（Ⅳ级）”，术后第 3 天，受凉后出现咽痛、流涕，体温最高达 37.5℃。

（2）心理分析：术后第 3 天出现呼吸道感染，术后第 4 天老年人焦虑、恐惧情绪加重。导致情绪问题可能有以下几个因素：①疾病原因。行乳腺癌术后，伤口疼痛，担心疾病预后和复发问题；担心疾病的遗传倾向问题；近几天出现上呼吸道感染、低热，担心影响手术伤口的恢复。②生活自理受限。术后肢体活动不方便，担心肢体功能恢复及生活自理问题。③社会支持及经济原因。面临后续治疗所引起的经济压力，女儿在外地工作，不能很好地给予情感支持。④个人形象问题。化疗及手术可引起个人形象的改变。

（3）照护分析：①老年人行“单侧保乳改良根治术（Ⅳ级）”术后第 4 天，为减少手术对老年人肢体功能的影响，需要进行肢体功能锻炼，促进术后恢复和提升自我照护能力。②术后第 3 天，受凉后出现咽痛、流涕，体温最高达 37.5℃。需为老年人进行体温监测，以及时发现病情变化。

（4）健康教育需求分析：老年人行乳腺癌术后第 4 天，合并上呼吸道感染，对于术后肢体功能恢复、自我健康管理、饮食营养等方面可能存在知识不足，应结合案例做好健康宣教。

3.提炼实际照护任务

根据上述病情分析，目前主要的照护任务应为：

（1）为老年人测体温，监测体温变化；

（2）对老年人进行情绪安抚，缓解其焦虑、恐惧情绪；

（3）指导老年人进行患侧肢体功能训练，改善肢体活动，利于术后恢复，提升自主能力；

（4）对老年人进行健康知识宣教，内容包括但不限于：预防乳腺癌复发、乳房自检、饮食营养、情绪管理等方面，指导老年人寻求必要的社会支持与帮助。

4. 资料搜集

根据上述分析提炼的实际照护任务，搜集完成各项照护任务所需要的资料，按照任务完成的逻辑顺序，完善每个照护任务的照护措施。

5. 撰写照护计划

根据案例分析及任务要求，按照照护实施的逻辑顺序，制订该老年人的照护计划。照护计划示例见表 1-1-1。

表 1-1-1　照护计划示例

照护任务	照护目标	照护依据	照护措施
任务一：为老年人进行体温监测	监测病情变化，并使老年人了解目前体温，配合治疗及护理	术后第 4 天，近期偶感风寒，自觉低热	1. 评估呼吸、体温、自我感觉等情况。 2. 为老年人进行体温测量，并讲解目的和操作注意事项。 3. 根据老年人的饮食偏好和疾病制订食谱。 4. 监测体温并记录。 5. 做好皮肤护理和防寒保暖
任务二：对老年人进行心理疏导	老年人焦虑、低落情绪缓解，学会情绪疏导的方法，能够积极面对现状	老年人术后第 3 天，受凉后出现咽痛、流涕，体温最高达 37.5℃；术后焦虑、恐惧情绪加重	1. 与老年人交流，诱导老年人讲出内心的顾虑、担心和想法等，识别并分析老年人情绪状况以及可能原因，进行有针对性的疏导。 2. 叙述现在治疗技术非常成熟、规范，让其树立信心战胜疾病。 3. 指导老年人学习放松疗法，并询问医保等经济、家庭情况。 4. 必要时联系家属，告知病情，陪伴支持。 5. 给予维持个人形象的建议与支持
任务三：指导老年人进行术后肢体功能康复训练	老年人知晓肢体功能锻炼的意义和方法，能依据康复计划每日进行锻炼，预防并发症，促进肢体运动功能恢复	乳腺癌术后第 4 天，可进行早期肢体锻炼	1. 解释术后肢体功能锻炼的意义、方法及训练时间，取得老年人配合。 2. 评估目前肢体活动情况。 3. 目前主要为手指、腕关节、前臂、肘关节的功能锻炼，指导术后 7 天内不做大幅度活动，如肩关节上举、外展等。 4. 指导每日锻炼 3～4 次，以每次 20～30 分钟为宜。 5. 训练过程中随时观察老年人情绪、身体状况变化，根据进度动态调整难易度，有不适情况及时停止训练。 6. 约定下一次训练时间及内容，术后 7～10 天可逐步进行肩关节活动，如爬墙等
任务四：对老年人进行乳腺癌相关健康宣教	老年人知晓疾病相关知识，能积极配合，有效预防术后并发症，防止复发	乳腺癌术后第 4 天，疾病相关知识缺乏	1. 评估术后伤口处情况、疼痛程度，引流管是否通畅，观察局部皮肤及远端血运情况。告知若伤口出现出血、开裂情况，应及时报告医生。 2. 观察手部水肿情况，定时清洁，不穿紧身衣物、不提重物等。 3. 术后饮食护理：低盐、低脂、低胆固醇，优质蛋白质，清淡易消化饮食，每日饮水 1500ml 以上。 4. 教会乳房自查：由乳房外上象限开始围绕乳头顺时针旋转自查，定期到医院复查

【照护计划的评价】

1-1-1 照护计划书写评价指标

照护计划应包括照护任务、目标、依据和具体措施等。照护计划是否合适，可从以下几方面进行评价：

(1)计划应包括案例中所有要完成的任务。任务描写清晰完整，符合照护对象情况；任务可以根据分析结果自行补充，陈述时应重点突出。

(2)计划应包括实施时间的逻辑顺序。应根据总体的时间进行合理安排，分配到相应的任务；符合健康常识和照护工作程序，条理清晰。

(3)目标描述应以“人”为中心。描述照护员通过实施任务要达到的目标；清晰可读，容易理解，意思表达准确恰当，能够体现与任务相关的目的或效果。目标应具体、可评价，带有恰当的时间限定，且至少50%的目标是以照护对象为中心的，以照护对象为主体(一般不包括被动语态的表示)，体现完成任务直接为照护对象带来的作用和价值。

【实战演练】

×××，男，75岁。一个月前因脑出血住院治疗。出院后一直卧床至今，左侧肢体偏瘫。患病前喜欢运动，因不能活动而情绪低落，希望尽快恢复活动能力。生活规律，不吸烟，已戒酒10年，喜欢听戏，爱干净。退休前是一名机关干部，育有一子居住在外地，定期回家看望。今晨，他因吃早饭时不小心将菜汤洒到床单上，无法自行处理。作为照护员，请完成以下任务：

(1)请帮他更换床单。

(2)请根据情况指导他进行床上桥式训练。

(3)请给予他脑出血相关健康教育。

请以小组为单位，根据案例及需要完成的任务制订照护计划，至少4个任务。要求小组在制订计划时：

(1)进行案例的讨论、分析。分析老年人的病情、心理、对疾病知识的知晓程度等，通过课程平台资源的学习，查阅内科护理、老年康复、护理学基础等课程相应内容，确定照护任务及照护注意事项。

(2)思考不同场景的照护特点，比如在家庭场景下开展上述照护有什么特点。

(3)请书写上述案例的照护计划，填入表1-1-2中。

表 1-1-2　照护计划

照护任务	照护目标	照护依据	照护措施

（黄金银　冯乐玲　李水浓）

任务二　反思报告书写

学习目标

技能目标

1. 能反思反馈并评价自己的工作。
2. 能向相关各方报告并记录任何值得关注的问题。
3. 能根据照护对象可用资源，制订改进的行动计划。

素质与思政目标

1. 尊重老年人的文化和宗教信仰；尊重老年人有接受和拒绝照护的自主性和权力。
2. 具备同理心、爱心、耐心、细心。
3. 能讨论出新的安全工作方式以改善老年人的生活质量和幸福程度。

照护反思是对照护实施过程的再认识、再思考、再探索、再创造，是照护员以自己(他人)的照护活动过程为思考对象，对自己(他人)所做出的行为、决策以及由此所产生的结果进行审视和分析的过程，是一种通过提高参与者的自我觉察水平来促进能力发展的有效途径。开展实际照护后，照护员可针对自身在照护实施中的问题书写反思报告，描述本次照护的大概情况，照护中做得好的地方；描述本次照护中存在的问题，分析并找出原因，提出解决问题的办法，促进自我提升。

【书写要求】

照护反思报告可从七个方面进行书写，具体内容和要求见表 1-2-1。

表 1-2-1　反思报告具体内容和要求

序号	书写内容	要点与说明
1	描述要反思的某个学习事件	反思报告中应反思一件具体的事情，描述发生了什么，而不是照护的整个流程
2	对这一学习事件的感受	应体现这件事情发生时的真实感受，如紧张、忐忑等心理
3	整个学习事件中觉得好的方面评价	在这个学习事件中，好的方面有哪些？好的体验有哪些？应以描述的具体事件展开
4	整个学习事件中不足方面评价	在这个学习事件中，你有什么问题/困难？不足的方面有哪些？应以描述的具体事件展开
5	分析原因	具体分析造成不足的原因

续表

序号	书写内容	要点与说明
6	总结	你还能做什么
7	提升及改进	将采取哪些措施去改进和提升，去克服困难和解决问题？如果类似的事情再发生一次，你将会有哪些不同的做法和改变，如根据照护对象情况为其选择合适的辅助用具，以提高其生活质量等

【照护情景】

×××，女，65岁，患有类风湿关节炎2年余。1个月前无明显诱因突然出现全身多关节肿痛，以膝关节、髋关节、腕关节、近端指间关节为主，有晨僵(大于1小时)，指间关节轻度变形，疼痛不能自行缓解，活动明显受限，老年人情绪低落，忧虑，门诊以类风湿关节炎收入院。查体:生命体征正常，双腕稍肿胀，压痛阳性，双肩上举困难；双手部分掌指关节、近端指间关节轻度肿胀，有压痛，双手握拳障碍，给予非甾体抗炎药、羟氯喹片、甲氨蝶呤片等药物治疗。治疗10天后，症状减轻，活动中度受限，但生活能自理。复查血沉为18mm/h，类风湿因子阴性。

1-2-1　反思报告书写评价指标

开展实际照护后，照护员可根据自身在照护实施中的问题书写反思报告。照护反思的角度和内容因人而异，表1-2-2内容仅供参考。

表1-2-2　反思报告书写举例

反思报告	
1.描述要反思的事件	今天我为患有类风湿关节炎的×××提供照护。功能评定后我确定她已处于稳定期就鼓励她尝试康复训练，但在锻炼时阿姨出现了痛苦皱眉的表情，于是我暂停训练，询问阿姨不适情况。沟通中我发现阿姨情绪低落，类风湿关节炎带来的痛苦常常折磨着她，严重影响了她的生活。我耐心给予安慰、疏导和鼓励，阿姨终于鼓起勇气继续训练。
2.描述当时的真实感受	由于没有切身体会，对于阿姨训练时的反应我并无预料，一时竟有些无措。但我觉得普通人在锻炼时都需要投入较大的精力和毅力。类风湿关节炎被称为“不死的癌症”，可想这类老年人在锻炼时所要克服的痛苦和难度是极大的，这样我便能站在阿姨的角度去理解和行动！
3.应对处理及对自己的评价	照护中我及时捕捉到阿姨的不适和情绪反应，运用倾听和恰当的提问等沟通方法让阿姨消除顾虑、敞开心扉。我从她的立场理解她的痛楚和不易，同时结合她近期好转的情况告诉她类风湿关节炎是可以控制的，关键在于坚持规范治疗和自我防控，并给出了一些具体的建议，让阿姨情绪有所好转，增加了与疾病作斗争的信心。 康复训练前我向阿姨强调了锻炼的作用并一再鼓励，但对于阿姨训练中出现的疼痛反应，我并未事先预见和解释说明。这也提示阿姨可能并不适应原计划的训练强度，我应该适时调整，让阿姨量力而行。另外，我只是让阿姨暂停休息和安慰，对于训练过程中疼痛的处理技巧还是有所欠缺。

续表

反思报告	
4.分析原因	每位老年人对疾病的耐受度、对疼痛的耐受度是不同的，对于初次进行功能锻炼的阿姨我不可有主观印象，全面的评估及预见、解决能力是非常重要的。患类风湿关节炎的老年人受累关节多，各个关节恢复的快慢不一，进行关节锻炼时不能强求一致，应灵活实施、循序渐进、持之以恒。所以，在康复训练过程中需要动态评估并不断修订完善方案，给予高匹配度、高适宜性的护理措施，最大程度去维持老年人的功能并发展她的可持续能力。
5.提升及改进	对于此次老年人训练中出现的问题，我敏锐观察，做好共情、倾听和疏导，但对训练方法的调整和疼痛处理技巧仍显不足。如果下次我再遇到这种情况，我会对老年人的活动耐受度进行评估和预判，做好训练备案和说明，使老年人有所心理准备；训练前可给予按摩、被动运动等放松训练，训练中灵活选用方法，活动量和强度不可强求，应循序渐进，逐渐增加至可耐受的程度，如果出现疼痛还可给予按摩、热敷等缓解方法，从而建立起老年人对于康复训练的耐受和坚持性。 通过此次照护，我深刻认识到在老年人照护过程中是没有统一方案和标准的，作为照护员，需要不断积累经验，提升专业知识和技能，在照护工作中也是需要不断地去磨练和成长。我会不断总结工作过程中的宝贵经验，吸取不足教训，不断鞭策自己成长，做一名有道德、有思想、工作严谨负责、具有高业务素质和能力的照护员！

【实战演练】

一、居家场景

×××，女，63岁，高血压病史10年。2个月前因突发脑梗死致右侧肢体偏瘫，言语表述不清，因肢体活动受限、功能恢复缓慢而脾气暴躁。老伴于3年前病逝，育有1儿1女，儿子在外地工作定期回家看望。现与未婚女儿共同居住，日常生活由女儿与照护员共同照护。今天吃早饭时因无法表达饭菜不合胃口而对女儿发脾气。照护员经与女儿沟通得知，她喜欢吃肉，饭菜中如果没肉她会生气。女儿非常希望能改变现状。实际照护任务包括：

(1)为她摆放良肢位。

(2)指导她进行语言功能训练。

(3)指导她改变不良的生活方式。

请以小组为单位，对病例完成照护任务，然后针对实际照护情况进行反思，并书写反思报告，填入表1-2-3中。

表 1-2-3　反思报告

1. 描述要反思的事件	描述在本项目中某一个你需要反思的学习事件，描述发生了什么。
2. 描述当时的真实感受	描述在这一学习事件过程中，你的感受和想法。
3. 应对处理及对自己的评价	当时你是如何应对这个情况的？你对自己当时的处理评价如何？ 评价 1： 评价 2：
4. 分析原因	具体分析造成不足的原因。
5. 提升及改进	你将采取哪些措施去改进和提升，去克服困难和解决问题？如果再遇到类似情况，你将会有哪些不同的做法和改变？

二、社区场景

×××,女,76岁,两年前被诊断患有帕金森病。退休前她是一名会计,喜欢徒步旅行、攀岩和游泳。最近她双手颤抖,动作迟缓、僵硬,说话含糊不清,她变得更沮丧了。她吃饭和使用餐具有困难。自从丈夫半年前去世后,她一直独自生活。白天,有保姆帮她做饭、购物和打扫卫生。她的两个女儿和两个外甥每个星期六都来看望她,尽管他们都很忙。你是这个社区的照护员。今天早上8点你要去她家,完成下列3项工作:

(1)对她进行全面评估,重点评估她的吞咽功能。

(2)帮助她吃早饭。

(3)评估她的情绪情况并记录结果。

请根据前面学习的照护计划及反思的书写方法,以小组为单位根据案例及需要完成的任务制订照护计划,并在实施照护后书写反思报告,分别填入表1-2-4、表1-2-5中。

表1-2-4 照护计划

照护任务	照护目标	照护依据	照护措施

表 1-2-5　反思报告

1. 描述要反思的事件	描述在本项目中某一个你需要反思的学习事件，描述发生了什么。
2. 描述当时的真实感受	描述在这一学习事件过程中，你的感受和想法。
3. 应对处理及对自己的评价	当时你是如何应对这个情况的？你对自己当时的处理评价如何？ 评价 1： 评价 2：
4. 分析原因	具体分析造成不足的原因。
5. 提升及改进	你将采取哪些措施去改进和提升，去克服困难和解决问题？如果再遇到类似情况，你将会有哪些不同的做法和改变？

（陈　燕　张　敏　高　波）

班级		姓名		学号	

项目二　老年人常见呼吸系统疾病综合照护

任务一　肺炎老年人的综合照护

学习目标

技能目标

1. 能正确进行肺炎急性期的病情观察。
2. 能为肺炎急性期老年人进行血氧饱和度监测。
3. 能帮助肺炎急性期老年人吸氧。
4. 能观察并发现老年人及其家属心理变化并进行心理疏导。
5. 能向老年人及其家属提供合适的社会支持和帮助。
6. 能在照护时避免不安全因素,保证老年人的安全。
7. 能向老年人及其家属进行疾病相关知识的宣教。

素质与思政目标

1. 保持良好的职业行为,有良好的仪表、举止、语言、态度。
2. 尊重老年人的文化和宗教信仰;尊重老年人有接受和拒绝照护的自主性和权力。
3. 具备同理心、爱心、耐心、细心。
4. 在合适的情景下,与老年人进行开放式或闭合式交流,采用合适的教育方法。
5. 遵循健康、安全、卫生标准及规则,遵守相关法规。

处于肺炎康复期的老年人,由于肺部功能尚未完全恢复,如果照护不当,容易再次发生感染,这不仅给老年人及其家属带来身体上、生活上的影响,也会带来心理上的影响。因此,对处于肺炎康复期的老年人,照护应侧重于疾病预防、生活照护、心理支持及健康教育,同时给予必要的社会支持与帮助,最大程度地提高老年人的生活质量。处于肺炎急性期的老年人一般入住专业医疗机构获得照护。下面以入住医院呼吸内科为例进行肺炎急性期老年人的综合照护。

【情景导入】

×××,男,72 岁,患慢性支气管炎 6 年,高血压病 13 年,血压最高时 170/105 mmHg。今日起床后出现咳嗽、气短,咳白色黏痰,自测体温 38.3℃,情绪焦虑。医院以“咳嗽、咳痰、发热”收入院,诊断为“肺炎”。平均每天吸烟 20 支,偶尔饮酒。老伴有糖尿

2-1-1 肺炎老年人综合照护课前自主学习任务单

病，有个儿子，在离家500km的城市工作。

【照护任务】

1. 请书写案例照护计划。
2. 请完成下列照护，但又不仅限于以下内容：
(1)请为老年人监测血氧饱和度。
(2)请帮助老年人吸氧。
3. 请根据你的照护撰写一份反思报告。

【拓展与思考】

1. 为何要监测该老年人的血氧饱和度？
2. 当血氧饱和度在什么数值时需要吸氧？为什么？
3. 为患有肺炎的老年人吸氧时应该注意哪些问题？
4. 对此类老年人应该从哪些方面做好健康宣教？
5. 可以从哪些角度切入进行老年人及其家属的情绪安抚？

【案例分析】

1. 病情分析：爷爷，72岁，咳嗽、气短，咳白色黏痰，诊断为肺炎入院，体温38.3℃。说明该老年人存在感染情况。

2. 心理分析：①疾病原因。慢性支气管炎6年，因肺炎入院，会有紧张、焦虑情绪；②社会支持原因。有个儿子，在离家500km的城市工作，离家太远而不能照顾自己；老伴有糖尿病，自己一个人没有更多支持，也会导致紧张、无措。引导并分析爷爷焦虑的原因，从多角度去考虑和解决问题，做好心理疏导。

3. 照护分析：爷爷有慢性支气管炎，又因肺炎入院，这一时期的老年人抵抗力弱，容易再次引发感染，感染后因为慢性支气管炎、肺炎会加重缺氧和呼吸困难症状，照护时要密切观察爷爷呼吸困难情况和血氧饱和度。

4. 健康教育分析：爷爷6年前发生慢性支气管炎，现肺炎急性发作，非常焦虑，应结合案例做好健康宣教。

5. 社会支持分析：爷爷的儿子不住在附近，需要必要的社会支持。

【实际照护内容】

1. 为老年人监测血氧饱和度。
2. 帮助老年人吸氧。
3. 对老年人进行情绪安抚，缓解其焦虑紧张情绪。
4. 对老年人进行肺炎、慢性阻塞性肺疾病(COPD)相关知识宣教，提供必要的社会支持与帮助。

【照护计划】

根据案例分析及任务要求，按照实施照护的逻辑顺序，制订该老年人的照护计划，填入表2-1-1中。

表2-1-1　照护计划

照护任务	照护目标	照护依据	照护措施

【照护实施】

按如表 2-1-2 所示步骤实施照护。

表 2-1-2　照护实施步骤

步骤	照护内容	照护要点及沟通宣教示例
操作者准备	照护员穿着得体,洗手,规范戴口罩	核对医嘱
核对	核实老年人身份信息	“爷爷,您好,我是您的照护员×××,请问您叫什么名字?让我看下您的手腕带。”
询问	询问老年人感受、一般情况、需求及发病经过	了解一般情况如饮食、睡眠、二便、症状等,了解发病大概情况。老年人此时会有焦虑情绪,急切追问病情,照护员要能合理应对
评估	评估老年人呼吸、鼻腔通气、呼吸音情况	评估并报告评估结果
解释说明	说明照护的目的与意义	说明照护的目的与意义,取得老年人配合,要注意情绪的安抚,如:①通过血氧饱和度监测,可以了解老年人缺氧情况。②通过吸氧,可以减轻呼吸困难,改善通气,缓解缺氧情况
用物准备	①治疗车上层:吸氧用物(治疗盘、治疗巾、湿化瓶、蒸馏水、吸氧管、两个弯盘、纱布、棉签、污物杯)、血氧饱和度监测仪、笔、洗手消毒液、软垫 2 个、毛毯 1 块;②治疗车下层:医疗及生活垃圾桶	用物按照操作顺序合理摆放。 检查血氧监测仪是否可以正常使用
取体位	取半卧位	床头可摇高 15°～30°,以老年人舒适为宜
血氧饱和度监测	①解释目的;②取舒适体位;③询问老人测量哪只手;④检查指甲(是否有破损)、皮肤破溃;⑤正确操作;⑥告知时间、注意事项	注意避免电子设备(如手机等)对血氧饱和度监测仪的影响
报告血氧值	报告血氧值并安慰老年人	
吸氧	①检查并清洁鼻腔;②安装氧气表、湿化瓶,连接导管;③调节氧流量,检查鼻导管是否通畅,插入鼻腔,妥善固定;④询问老年人感受,交代注意事项,注意“四防”	注意检查鼻腔是否通气,清洁鼻腔要轻柔。 注意连接紧密。 “四防”:防震、防热、防火、防油。 注意做好人文关怀,如清洁鼻腔要轻柔、询问老年人感受

续表

步骤	照护内容	照护要点及沟通宣教示例
安慰宣教	①肺炎诱因和临床表现、戒烟重要性、有效咳嗽、及时就医；②发热护理；③饮食照护；④出院后增加体育锻炼、增强抵抗力；⑤鼓励老年人积极参与自我护理，养成良好的生活习惯和遵医嘱用药行为，每天自我监测血压，控制好情绪	及时获取老年人的反馈，及时调整。 宣教要有顺序，目前重点宣教疾病预防，比如戒烟、预防感染、控制血压等；要兼顾饮食、运动和心理社会方面的宣教；要注意及时正确应对老年人提出的问题
整理	①整理老年人的床单位，确认环境及体位舒适；②床旁铃放在床旁；③拉起床栏，确保安全	
记录	记录血氧饱和度值、氧流量、时间及吸氧过程中老年人的反应等情况	所有数据均记录，且数据真实

【照护流程】

照护流程如图 2-1-1 所示。

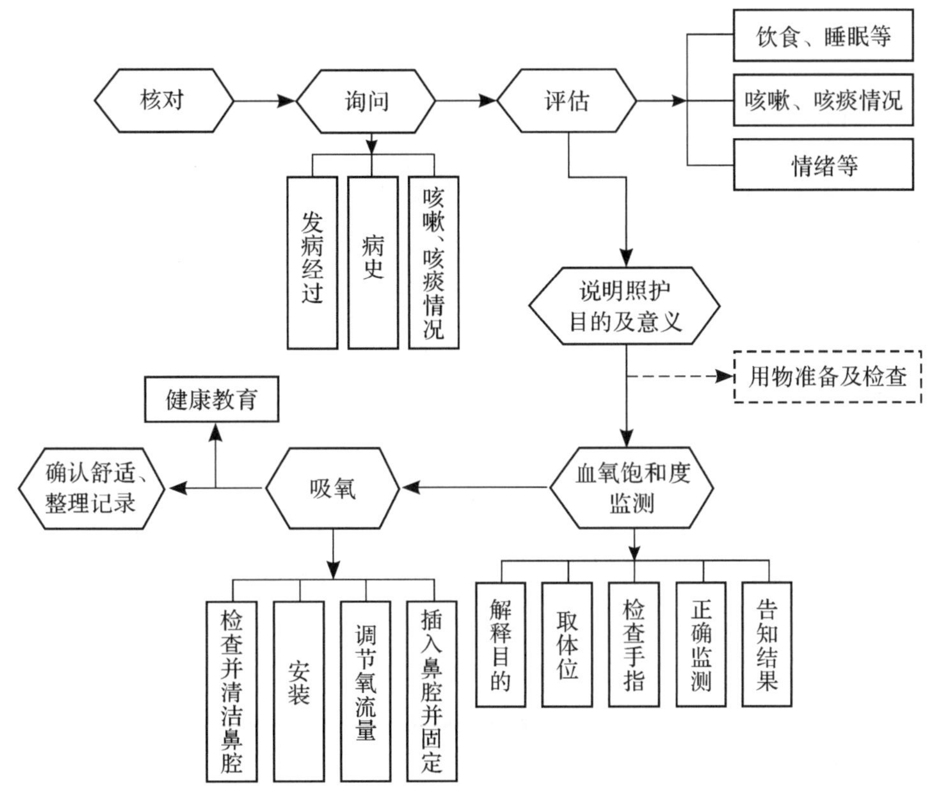

图 2-1-1　照护流程

【注意事项】

1. 严格遵守操作规程，注意用氧安全，切实做好“四防”，即防震、防热、防火、防油。

2. 在老年人吸氧的过程中，当需要调节氧流量时，应当先将鼻导管取下，调节好氧流量后再连接。当停止吸氧时，先取下鼻导管，再关流量表。

3. 吸氧时，注意观察老年人的脉搏、血压、精神状态等情况有无改善，及时调整用氧浓度。

4. 注重人文关怀，当老年人出现紧张焦虑时，需正确指导、安慰。

【照护反思】

开展实际照护后，根据自身在照护实施中的问题书写反思报告（表 2-1-3），描述本次照护的大概情况，照护中做得好的地方，描述本次照护中存在的问题，分析并找出原因，提出解决问题的办法，促进自我提升。

表 2-1-3　反思报告

1. 描述要反思的事件	描述在本项目中某一个你需要反思的学习事件，描述发生了什么。
2. 描述当时的真实感受	描述在这一学习事件过程中，你的感受和想法。
3. 应对处理及对自己的评价	当时你是如何应对这个情况的？你对自己当时的处理评价如何？ 评价 1： 评价 2：

续表

4.分析原因	具体分析造成不足的原因。
5.提升及改进	你将采取哪些措施去改进和提升，去克服困难和解决问题？如果再遇到类似情况，你将会有哪些不同的做法和改变？

2-1-2　肺炎老年人综合照护 PPT

2-1-3　肺炎老年人综合照护评价标准

2-1-4　肺炎习题

【实战演练】

社区照护中心场景

×××，男，76 岁，患慢性支气管炎 10 余年。10 天前因感冒受凉后出现咳嗽、咳痰，伴活动后气短、呼吸困难、胸痛等不适，以“左下肺炎”收住院，治疗后出院。出院 3 天后自觉咳嗽、咳痰，家中自测体温 37.1℃。前往家附近的社区照护中心寻求帮助。出院后近几天无睡眠差，大小便正常。近期体重无明显增减。吸烟 30 年，10 支/日。作为照护员，请完成以下任务：

1.请书写案例照护计划。

2.请完成下列照护，但又不仅限于以下内容：

(1)给予超声雾化吸入稀释痰液，改善呼吸功能。

(2)请提供心理支持，帮助他缓解情绪。

(3)请指导他进行有效咳嗽。

3.请根据案例绘制肺炎健康教育海报。

（宁香香　应　瑛）

任务二　支气管哮喘老年人的综合照护

学习目标

技能目标

1. 能正确进行支气管哮喘急性期的病情观察。
2. 能正确为支气管哮喘急性期老年人进行雾化吸入和吸氧。
3. 能观察并发现老年人及其家属心理变化并进行心理疏导。
4. 能向老年人及其家属提供合适的社会支持和帮助。
5. 能在照护时避免不安全因素，保证老年人的安全。
6. 能向老年人及其家属进行疾病相关知识的宣教。

素质与思政目标

1. 保持良好的职业行为，有良好的仪表、举止、语言、态度。
2. 尊重老年人的文化和宗教信仰；尊重老年人有接受和拒绝照护的自主性和权力。
3. 具备同理心、爱心、耐心、细心。
4. 在合适的情景下，与老年人进行开放式或闭合式交流，采用合适的教育方法。
5. 遵循健康、安全、卫生标准及规则，遵守相关法规。

患支气管哮喘的老年人，由于气道炎症导致气道狭窄，存在不同程度的呼吸困难，对老年人的生理和心理会造成一定影响。哮喘老年人需要避免接触过敏原，如果照护不当，就会造成疾病反复发作，严重者可能危及老年人生命。因此，照护处于哮喘急性期的老年人，应侧重于配合疾病治疗、生活照护、心理支持及健康教育，同时给予必要的社会支持与帮助，最大程度地提高老年人的生活质量。处于哮喘急性期的老年人一般入住专业医疗机构获得照护。下面以入住医院呼吸内科为例进行支气管哮喘急性期老年人的综合照护。

【情景导入】

×××，女，67 岁。5 年前受凉后出现咳嗽伴喘息，诊断为“支气管哮喘”，间断雾化吸入乙酰半胱氨酸治疗。近 1 周无明显诱因上述症状突然加重伴咳痰，再次以“支气管哮喘”收住院。入院后完善相关检查，听诊双肺满布哮鸣音，肺功能检查为中度阻塞型肺通气功能障碍，支气管舒张试验阳性。她心情烦躁。入院后给予抗感染、止咳、化痰、平喘等对症治疗 1 周，症状缓解较明显。

【照护任务】

1.请书写案例照护计划。

2.请完成下列照护,但又不仅限于以下内容:

(1)请为老年人进行持续双侧鼻导管氧气吸入。

(2)请为老年人进行超声雾化吸入乙酰半胱氨酸治疗。

3.请根据你的照护撰写一份反思报告。

2-2-1　支气管哮喘老年人综合照护课前自主学习任务单

【拓展与思考】

1.应该如何调节该老年人的氧流量?

2.给哮喘老年人吸氧时应该注意哪些问题?

3.哮喘发作时出现什么症状,提示病情严重?需要教会老年人哪些急救措施?

4.对患有哮喘的老年人应该从哪些方面做好健康宣教?

5.可以从哪些角度切入进行老年人及其家属的情绪安抚?

【案例分析】

1.病情分析:该老年人5年前诊断为"支气管哮喘",间断雾化吸入乙酰半胱氨酸治疗。近1周无明显诱因咳嗽喘息突然加重伴咳痰,听诊双肺满布哮鸣音,肺功能检查为中度阻塞型肺通气功能障碍,支气管舒张试验阳性。目前对发病原因不详。该老年人缺乏哮喘相关护理知识。

2.心理分析:①疾病原因:5年前诊断为哮喘,间断雾化吸入乙酰半胱氨酸治疗,提示哮喘反复发作。至今对发病原因不详,会有紧张、焦虑情绪。②社会支持原因:案例中社会支持相关信息不全,需要在照护中进一步挖掘,是否会对老年人造成心理上的影响。

3.照护分析:老年人咳嗽、咳痰、喘息突然加重,喘息会造成机体缺氧,需及时进行吸氧以纠正缺氧症状。咳嗽咳痰加重需要稀释痰液,祛痰。

4.健康教育分析:5年前诊断为哮喘,这次又哮喘急性发作,非常焦虑,应结合案例做好健康宣教。

【实际照护内容】

1.为老年人进行持续双侧鼻导管氧气吸入。

2.为老年人进行超声雾化吸入乙酰半胱氨酸治疗。

3.为老年人进行情绪安抚,缓解焦虑紧张情绪。

4.为老年人进行哮喘相关知识宣教,提供必要的社会支持与帮助。

【照护计划】

根据案例分析及任务要求,按照照护实施的逻辑顺序,制订该老年人的照护计划,填入表2-2-1中。

表 2-2-1　照护计划

照护任务	照护目标	照护依据	照护措施

【照护实施】

按如表2-2-2所示步骤实施照护。

表2-2-2　照护实施步骤

步骤	照护内容	照护要点及沟通宣教示例
操作者准备	照护员穿着得体，洗手，规范戴口罩	核对医嘱
核对	核实老年人身份信息	“您好，我是您的照护员×××，请问您叫什么名字？让我看下您的手腕带。”
询问	询问老年人感受、一般情况需求及发病经过	询问需求及发病经过，了解发病大概情况。病人此时会有焦虑情绪，急切追问病情问题，照护员要会合理应对
评估	评估老年人呼吸、鼻腔通气、口腔黏膜、呼吸音情况	评估并报告评估结果
解释说明	说明照护的目的与意义	说明照护的目的与意义，取得老年人配合，要注意情绪的安抚
环境准备	宽敞整洁，无热源，无明火	
用物准备	①治疗车上层：吸氧用物（治疗盘、治疗巾、湿化瓶、蒸馏水、吸氧管、两个弯盘、纱布、棉签、污物杯）、雾化吸入用物（雾化吸入装置、水、药、一次性雾化吸入管道、口含嘴、干毛巾、餐巾纸）、笔、洗手消毒液、软垫2个、毛毯1块；②治疗车下层：医疗及生活垃圾桶	用物按照操作顺序合理摆放； 检查雾化吸入装置的质量
取体位	取半卧位	协助老年人取半卧位，床头可摇高15°～30°，以老年人舒适为宜
超声波雾化吸入	①检查；②连接；③加水；④加药；⑤连接口含嘴；⑥安置合适体位；⑦开电源，调节雾量；⑧指导老年人雾化吸入方法并开始雾化；⑨结束雾化，清理并漱口	使用前检查雾化器各部件是否完好，有无松动、脱落等异常情况。 加冷蒸馏水于水槽内，水量视不同类型的雾化器而定，要求浸没雾化罐底部的透声膜。 指导老年人嘴巴闭拢用嘴吸气，用鼻呼气。 雾化结束后注意要给老年人漱口
吸氧	①检查并清洁鼻腔；②安装氧气表、湿化瓶，连接导管；③调节氧流量、检查鼻导管是否通畅，插入鼻腔、妥善固定；④询问老年人感受、交待注意事项，注意“四防”；⑤填写并悬挂吸氧卡	注意鼻腔是否通气，清洁鼻腔要轻柔。 注意连接紧密。 “四防”：防震、防热、防火、防油。 注意做好人文关怀，如清洁鼻腔要轻柔、询问老年人感受

续表

步骤	照护内容	照护要点及沟通宣教示例
安慰宣教	①强调避免诱因的重要性；②预防感染；③遵医嘱规律治疗；④饮食照护，避免过敏的食物；⑤适量运动	宣教时应及时获取老年人的反馈，及时调整。 宣教要有顺序，强调哮喘可防可治，比如诱因、预防感染、饮食、运动、情绪等。 要注意及时正确应对老年人提出的问题
整理	①整理老年人的床单位，确认环境及体位舒适；②床旁铃放在床旁；③拉起床栏，确保安全	
记录	记录评估的阳性体征、干预措施、反应或结果等情况	所有数据均记录，且数据真实

【照护流程】

照护流程如图 2-2-1 所示。

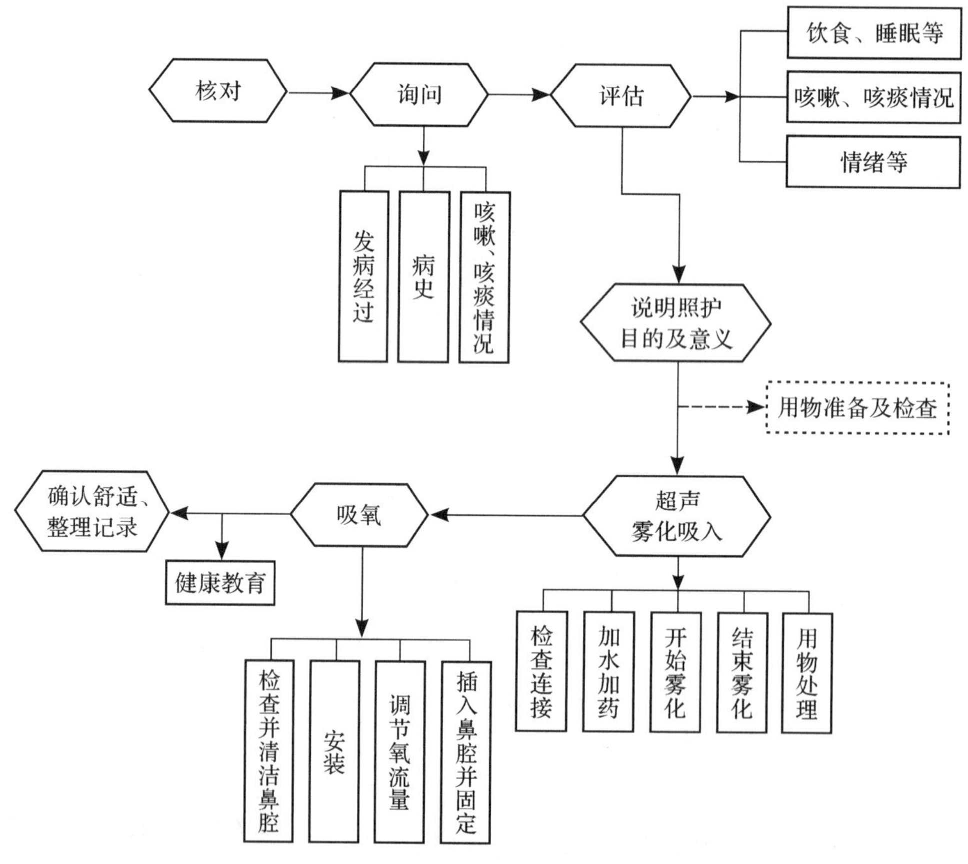

图 2-2-1　照护流程

【注意事项】

1. 严格遵守操作规程，注意用氧安全，切实做好“四防”，即防震、防热、防火、防油。

2. 在老年人吸氧过程中，当需要调节氧流量时，应当先将鼻导管取下，调节好氧流量后再连接。当停止吸氧时，先取下鼻导管，再关流量表。

3. 吸氧时，注意观察老年人的脉搏、血压、精神状态等情况有无改善，及时调整用氧浓度。

4. 严格遵循消毒隔离制度。

5. 应围绕案例实际情景开展实施照护，避免空洞、脱离实际。

6. 照护不仅仅是生理、心理的照护，还包括社会照护，要提供社会支持与帮助。

【照护反思】

开展实际照护后，根据自身在照护实施中的问题书写反思报告(表 2-2-3)，描述本次照护的大概情况，照护中做得好的地方，描述本次照护中存在的问题，分析并找出原因，提出解决问题的办法，促进自我提升。

表 2-2-3　反思报告

1. 描述要反思的事件	描述在本项目中某一个你需要反思的学习事件，描述发生了什么。
2. 描述当时的真实感受	描述在这一学习事件过程中，你的感受和想法。
3. 应对处理及对自己的评价	当时你是如何应对这种情况的？你对自己当时的处理评价如何？ 评价 1： 评价 2：

续表

4. 分析原因	具体分析造成不足的原因。
5. 提升及改进	你将采取哪些措施去改进和提升，去克服困难和解决问题？如果再遇到类似情况，你将会有哪些不同的做法和改变？

2-2-2 支气管哮喘老年人综合照护 PPT

2-2-3 支气管哮喘老年人综合照护评价标准

2-2-4 支气管哮喘习题

【实战演练】

×××，男，78 岁。9 年前受凉后出现咳嗽伴喘息，诊断为“支气管哮喘”，间断吸入布地奈德治疗。近 1 周上述症状加重伴咳痰，再次以“支气管哮喘”收入院。入院后完善相关检查，听诊双肺满布哮鸣音，肺功能检查结果为中度阻塞型肺通气功能障碍，支气管舒张试验阳性。给予抗感染、止咳、化痰、平喘等对症治疗，治疗 1 周，症状明显缓解。作为照护员，请完成以下任务：

1. 请书写案例照护计划。

2. 请完成下列照护，但又不仅限于以下内容：

(1)请帮他测量体温。

(2)请提供心理支持，帮助他缓解情绪。

(3)请指导他进行峰流速仪的使用。

3. 请根据案例绘制支气管哮喘健康教育海报。

（宁香香　余锡芬　杨海玲）

任务三　慢性支气管炎老年人的综合照护

学习目标

技能目标

1. 能正确进行慢性支气管炎急性加重期的病情观察。
2. 能正确评估老年人的身体、功能、环境等状况，并给予针对性指导。
3. 能正确为老年人进行吸氧。
4. 能正确为老年人进行雾化吸入。
5. 能观察并发现老年人心理变化并进行心理疏导。
6. 能在照护时避免不安全因素，保证老年人的安全。
7. 能向老年人及其家属提供社会支持与帮助。
8. 能向老年人及其家属进行疾病相关知识的宣教。

素质与思政目标

1. 保持良好的职业行为，有良好的仪表、举止、语言、态度。
2. 尊重老年人的文化和宗教信仰；尊重老年人有接受和拒绝照护的自主性和权力。
3. 具备同理心、爱心、耐心、细心。
4. 在合适的情景下，与老年人进行开放式或闭合式交流，采用合适的教育方法。
5. 遵循健康、安全、卫生标准及规则，遵守相关法规。
6. 能够给予老年人及时的鼓励与肯定。

慢性支气管炎是老年常见病、多发病和慢性病之一，发病率高，每年发病一次至数次，病程持续时间长。部分老年人病情可控制，不影响生活；部分老年人可发展成慢性阻塞性肺疾病甚至肺心病，导致呼吸衰竭，预后不良。

慢性支气管炎急性加重期的老年人，“咳”“痰”“喘”症状明显加剧，出现脓性或黏液脓性痰，呼吸困难，须入院治疗。急性发作期的照护以给予抗感染、改善呼吸功能为主，同时进行心理支持、健康宣教；慢性迁延期和临床缓解期的老年人一般采取社区、居家照护或者入住养老机构获得照护。下面以医院照护为例进行慢性支气管炎老年人急性加重期的综合照护。

【情景导入】

×××，男，76 岁。慢性支气管炎 10 余年。5 天前因感冒受凉后出现咳嗽、咳痰，伴活动后气短、呼吸困难、胸痛等不适，以“左下肺炎”收入院。入院查体：T 36.8℃，P 106 次/分，R 26 次/分，BP 130/80mmHg。查体合作，口唇发绀，咽部充血，伸舌居中。胸廓对称无畸形，呼吸音粗，肺底可闻及局限性湿啰音。近5天食欲差、全身乏力、精神萎靡、睡眠差，大小便正常，近期体重无明显增减。吸烟30年，10支/日。

【照护任务】

1. 请书写案例照护计划。
2. 请完成下列照护，但又不仅限于以下内容：
(1)请给老年人吸氧。
(2)请给老年人超声雾化吸入，稀释痰液，改善呼吸功能。
(3)请给予慢性支气管炎健康教育。
3. 请根据你的照护撰写一份反思报告。

【拓展与思考】

1. 该老年人为何需要吸氧？吸氧流量为多少？
2. 吸氧前要评估哪些内容？可以从老年人、吸氧设备和环境三个方面进行分析。
3. 如何做到安全用氧？
4. 超声雾化吸入的注意事项有哪些？
5. 对患有慢性支气管炎的老年人应该从哪些方面做好健康宣教？

【案例分析】

1. 病情分析：老年人患有慢性支气管炎10余年，5天前因感冒受凉后出现咳嗽、咳痰，伴活动后气短、呼吸困难、胸痛等不适，以"左下肺炎"收住院，目前处于慢性支气管炎急性加重期。

2. 照护分析：老年人活动后气短、呼吸困难、胸痛，口唇发绀，给予低流量吸氧；呼吸音粗，肺底可闻及局限性湿啰音，给予超声雾化吸入稀释痰液。照护中及时给予老年人鼓励与表扬，以树立老年人改善症状的信心。密切观察老年人病情，发现异常及时报告。

3. 健康教育分析：老年人全身乏力、精神萎靡、睡眠差，吸烟30年，每日10支，应结合案例实际情况做好健康宣教。

4. 社会支持分析：案例中相关信息较少，需要进一步沟通以判断是否需要经济、社会等方面的支持与帮助。

2-3-1 慢性支气管炎老年人综合照护学习任务单

【实际照护内容】

1. 为老年人吸氧，改善缺氧症状。
2. 为老年人超声雾化吸入稀释痰液，帮助排痰，改善通气功能。
3. 为老年人进行支气管肺炎相关知识宣教，提供必要的社会支持与帮助。

【照护计划】

根据案例分析及任务要求，按照照护实施的逻辑顺序，制订该老年人的照护计划，填入表 2-3-1 中。

表 2-3-1　照护计划

照护任务	照护目标	照护依据	照护措施

【照护实施】

按如表 2-3-2 所示步骤实施照护。

表 2-3-2　照护实施步骤

步骤	照护内容	照护要点及沟通宣教示例
操作者准备	照护员穿着得体，洗手，规范戴口罩	核对医嘱
核对	核实老年人身份信息	“爷爷，您好，我是您的照护员×××，请问您叫什么名字？让我看下您的手腕带。”
询问	询问老年人的感受、一般情况、需求及发病经过	一般情况如饮食、睡眠、二便、疾病症状等
评估	评估老年人呼吸次数、脉率、鼻腔通气情况、口腔黏膜情况、呼吸音等情况	评估并报告评估结果
解释说明	说明照护的目的与意义	说明照护的目的与意义，取得老年人配合
环境准备	宽敞整洁、无热源、无明火	
用物准备	①治疗车上层：记录单、笔、医嘱单、吸氧卡、洗手消毒液、治疗盘（内放棉签、纱布、盛有温水的小药杯、一次性双腔鼻导管、氧气流量表、湿化瓶）、弯盘、扳手、螺纹管、口含嘴、注射器、水杯、吸管、小毛巾、水壶、冷蒸馏水；②治疗车下层：医疗及生活垃圾桶	用物按照操作顺序合理摆放
吸氧	①安装氧气流量表、湿化瓶；②取体位；③清洁鼻腔；④连接鼻导管，按医嘱调节氧流量，试氧；⑤插入并固定鼻导管，调节松紧度，协助老年人取舒适体位；⑥填写并悬挂吸氧卡；⑦交代注意事项	取床上坐位。 确保氧气流量表安装紧密。 检验氧气流出是否通畅。 清洁鼻腔时动作轻柔
超声雾化吸入	①将超声雾化吸入器与各附件连接，在水槽内加入冷蒸馏水至浮标浮起；②核对用药，将药液加入雾化罐内，将雾化罐放入水槽内，盖好水槽罐；③连接口含嘴；④接通雾化器电源，预热；⑤协助漱口；⑥打开雾化开关，调节雾量，设定时间；⑦雾气喷出后，协助老年人将口含嘴放入口中；⑧关闭雾化器；⑨帮助翻身、叩背、排痰；⑩协助老年人漱口	水槽内的水要浸没雾化罐底部的透声膜。 超声雾化器需预热 3 分钟。 指导老年人用嘴做深而慢的吸气，用鼻呼气。 观察老年人吸入药液后的反应及效果，如出现异常，即刻停止并报告医生。 先关闭雾化开关，再关闭电源开关。 做好健康宣教，至少包含 4 个主题

续表

步骤	照护内容	照护要点及沟通宣教示例
整理	①整理老年人的床单位,确认环境舒适;②整理物品;③床旁铃放在床旁;④拉起床栏,确保安全	倒掉水槽的水,擦干、盖好罐盖。 口含嘴、螺纹管在消毒液内浸泡 30 分钟,洗净,晾干
安慰宣教	①慢性支气管炎的诱因;②预防感冒;③戒烟的重要性;④体育锻炼	
记录	记录吸氧流量、时间及过程中老年人的反应等情况。 记录雾化吸入过程中老年人的反应等情况	所有数据均记录,且数据真实

【照护流程】

照护流程如图 2-3-1 所示。

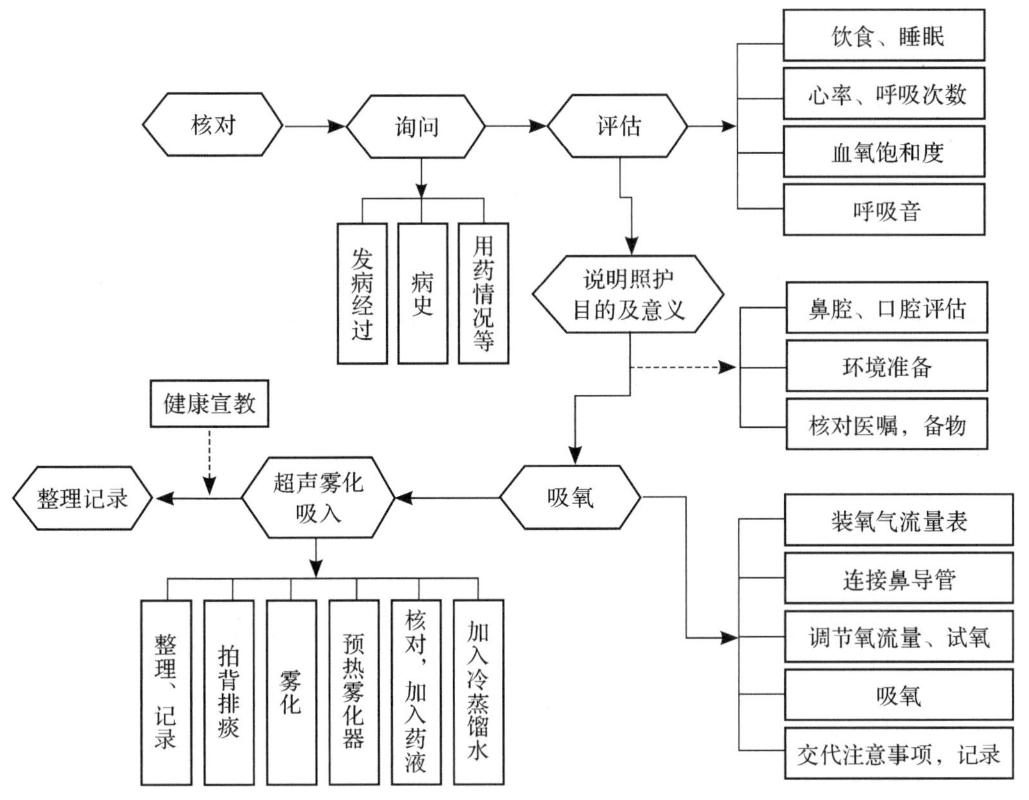

图 2-3-1　照护流程

【注意事项】

1. 严格执行查对制度。

2.吸氧时鼻导管“带氧进”,停氧时鼻导管“带氧出”。

3.用氧时注意防震、防热、防火、防油。

4.指导老年人吸氧时用鼻子吸气嘴巴呼气,鼻导管不要扭曲、打折,不要擅自调节氧流量。

5.超声雾化器应预热3分钟,口含嘴、螺纹管单人单用,做好感染防控。

6.应做好改善呼吸功能的健康教育。

7.应围绕案例实际情况实施照护,避免空洞、脱离。

8.不仅仅是生理、心理的照护,还包括社会照护,要提供社会支持与帮助。

【照护反思】

开展实际照护后,根据自身在照护实施中的问题书写反思报告(表2-3-3),描述本次照护的大概情况,照护中做得好的地方,描述本次照护中存在的问题,分析并找出原因,提出解决问题的办法,促进自我提升。

表2-3-3　反思报告

1.描述要反思的事件	描述在本项目中某一个你需要反思的学习事件,描述发生了什么。
2.描述当时的真实感受	描述在这一学习事件过程中你的感受和想法。
3.应对处理及对自己的评价	当时你是如何应对这个情况的?你对自己当时的处理评价如何? 评价1: 评价2:

续表

4. 分析原因	具体分析造成不足的原因。
5. 提升及改进	你将采取哪些措施去改进和提升，去克服困难和解决问题？如果再遇到类似情况，你将会有哪些不同的做法和改变？

2-3-2　慢性支气管炎老年人综合照护 PPT

2-3-3　慢性支气管炎老年人综合照护评价标准

2-3-4　超声雾化吸入操作视频

【实战演练】

×××，男，72 岁，患慢性支气管炎 6 年，高血压病 13 年，血压最高时 170/105mmHg。10 天前以“咳嗽、咳痰、发热”入院，诊断为“肺炎”，经住院治疗 1 周后出院。今日起床后出现咳嗽、气短、咳白色黏痰，家中自测体温 37.1℃，前往附近的照护中心寻求帮助。平时吸烟 20 支/天，偶尔饮酒。老伴有糖尿病。他们有一个儿子，在离家 500km 的城市工作。

作为照护员，请完成以下任务：

1. 请书写案例照护计划。

2. 请完成下列照护，但又不仅限于以下内容：

(1)请为他监测血氧饱和度。

(2)请为他吸氧。

(3)请为他进行慢性支气管炎的健康教育。

3. 请在照护完成后撰写反思报告。

（雷佳虹　冯乐玲）

任务四　慢性阻塞性肺疾病老年人的综合照护

学习目标

技能目标

1. 能正确评估慢性阻塞性肺疾病老年人的身体、功能、环境等状况，并给予针对性指导。
2. 能为老年人监测血氧饱和度。
3. 能为老年人进行呼吸功能的评定。
4. 能指导老年人进行呼吸功能锻炼，指导老年人康复锻炼时要点准确。
5. 能观察并发现老年人心理变化并进行心理疏导。
6. 能在照护时避免不安全因素，保证老年人的安全。
7. 能向老年人及其家属提供社会支持与帮助。
8. 能向老年人进行疾病相关知识的宣教。

素质与思政目标

1. 保持良好的职业行为，有良好的仪表、举止、语言、态度。
2. 具有人文关怀理念，在照护过程中关注老年人的心理感受。
3. 工作态度严谨、细致。
4. 具有安全意识，关注老年人反应，及时调整照护策略。
5. 人生观、世界观、价值观积极向上，引导老年人树立战胜疾病的信心。
6. 遵循健康、安全、卫生标准及规则，遵守相关法规。

慢性阻塞性肺疾病(COPD)(简称慢阻肺)是老年人常见的一种呼吸道疾病，该病不完全可逆且呈进行性发展，导致老年人肺组织不能进行有效的气体交换，长此以往肺功能会逐渐下降，老年人呼吸困难、胸闷、喘憋的症状会越来越严重。指导老年人进行肺康复对于减轻呼吸困难、提高活动能力、改善生活质量至为重要，恢复期的老年人需长期坚持呼吸功能锻炼及家庭氧疗。同时老年人往往因焦虑、沮丧、不能正确对待疾病可能导致加重疾病的残障程度，因此心理及行为干预非常有必要。下面以因慢性阻塞性肺疾病入院的老年人为例进行综合照护。

【情景导入】

×××，男，60 岁，患有慢性阻塞性肺疾病 3 年余，近 1 周老年人咳嗽、咳痰症状明显加重，咳白色泡沫痰，伴气短，体力活动明显受限，并逐渐加重。门诊以“慢性阻塞性肺疾病急性加重”收入住院。入院后查体：双肺底可闻及散在干、湿啰音，胸部平扫：双肺慢性支气管炎、肺气肿。肺功能：FEV_1/FVC 为 65%，FEV_1 占预计值的 70%。给予止咳、祛痰、控制感染等对症治疗，1 周后症状明显减轻。现老年人神清、精神可，饮食及睡眠尚可。

2-4-1　慢性阻塞性肺疾病老年人综合照护学习任务单

【照护任务】

1. 请书写案例照护计划。

2. 请完成下列照护，但又不仅限于以下内容：

(1)请给予老年人血氧饱和度监测。

(2)请给予老年人呼吸功能评定。

(3)请给予老年人呼吸功能锻炼指导。

3. 请完成慢性阻塞性肺疾病健康教育海报。

【拓展与思考】

1. 慢性阻塞性肺疾病急性加重期会有哪些临床表现，对老年人的生活会造成哪些影响？

2. 血氧饱和度的正常值是多少？血氧饱和度过低时老年人会有哪些临床表现，该如何进行处理？

3. 呼吸功能评估的意义是什么，常用的评估工具有哪些？依据评价结果该如何指导老年人的日常生活？

4. 呼吸功能锻炼的方法有哪些，对老年人有什么好处？

5. 此类病程较长的老年人，心理情绪会有什么变化？

6. 对于慢性阻塞性肺疾病老年人的健康宣教应从哪几方面入手？

【案例分析】

1. 病情分析：老年人已有慢性阻塞性肺疾病 3 年余，因慢阻肺伴急性加重而入院，双肺慢性支气管炎、肺气肿，咳嗽、咳痰症状明显，体力活动明显受限，经过治疗症状已缓解。

2. 心理分析：根据案例，导致情绪问题可能有以下几个因素：①疾病原因，老年人患有慢性阻塞性肺疾病 3 年余，疾病对其工作和生活存在一定程度的影响，可能使其心理压力过大，出现不良情绪；②生活自理原因，老年人有咳嗽、咳痰的症状，伴气短，体力活动明显受限，生活需要他人协助。

3. 照护分析：老年人咳嗽、咳痰明显，体力活动受限，在进行呼吸功能锻炼的过程中应重点关注老年人的呼吸情况及血氧饱和度的变化；老年人病程较长，需长期坚持呼吸康复，照护员应倾听老年人心中的困扰并表达同理心，识别情绪状况及其原因，给予针对性疏导。鼓励老年人发表自己的意愿，共同制订训练计划，增强老年人坚持康复的决心和信心。

4. 健康教育分析：老年人存在咳嗽、咳痰，且体力活动明显受限，应结合案例做好健康宣教。

5. 社会支持分析：案例中相关信息较少，需要进一步沟通以判断是否需要经济、社会等方面的支持与帮助。

【实际照护内容】

1. 为老年人监测血氧饱和度，并告知数值。
2. 为老年人进行呼吸功能的评估，并明确等级。
3. 指导老年人进行呼吸功能锻炼，并鼓励老年人在日常生活中坚持锻炼。

【照护计划】

根据案例分析及任务要求，按照照护实施的逻辑顺序，制订该老年人的照护计划，填入表 2-4-1 中。

表 2-4-1 照护计划

照护任务	照护目标	照护依据	照护措施

【照护实施】

按如表 2-4-2 所示步骤实施照护。

表 2-4-2　照护实施步骤

步骤	照护内容	照护要点及沟通宣教示例
操作者准备	照护员穿着得体，洗手，必要时戴口罩	
核对	核实老年人身份信息	“爷爷，您好，我是您的照护员×××，请问您叫什么名字？让我看下您的手腕带。”
询问	询问老年人的感受和感觉	询问老年人的感受和感觉，如饮食、睡眠、情绪、二便、疾病症状等
评估	评估老年人咳嗽、咳痰及活动耐力情况	评估并报告评估结果
解释说明	说明照护的目的与意义	说明照护的目的与意义，取得老年人配合，要注意老年人的呼吸情况
用物准备	①治疗车上层：血氧饱和度仪、纸条、记录单、笔、洗手消毒液；②治疗车下层：医疗及生活垃圾桶	用物按照操作顺序合理摆放
监测 血氧饱和度	①评估老年人指端循环、皮肤完整性及肢体活动程度；②选择合适的体位及测量部位；③告知监测目的及方法，取得老年人配合；④检查血氧饱和度仪；⑤清洁手指；⑥测量	血氧饱和度仪松紧度适宜。 常规每隔 2 小时更换一次部位，如老年人有不适，随时更换。 翻身等活动时注意防止仪器脱落，避免在仪器同侧测量血压等。 避免电磁波的干扰。 数据稳定后定时观察并记录所测数值。 关注照护对象新增或突发的需求，并及时处理
报告 血氧饱和度	报告血氧饱和度值并解释意义，同时做好记录	
呼吸功能 评估	①解释评估的目的；②协助老年人取舒适体位；③可采用主观症状评分对老年人呼吸困难的程度进行评估；④观察老年人呼吸困难程度，通过呼吸困难评价等级进行评估；⑤告知老年人评估等级	评估过程中，注意观察老年人意识、呼吸等状况，确保评估的安全实施。 交谈过程自然，避免老年人产生紧张情绪。 关注照护对象新增或突发的需求，并及时处理

续表

步骤	照护内容	照护要点及沟通宣教示例
呼吸功能锻炼指导	①解释呼吸功能锻炼的作用；②根据老年人情况选择合适体位；③为老年人示范锻炼要点；④和老年人一起进行锻炼；⑤指导老年人独立进行锻炼；⑥测量老年人血氧饱和度，评估锻炼效果；⑦建立呼吸运动训练记录表，记录训练情况和效果	告知老年人锻炼的时间和次数。 锻炼过程中注意观察老年人的血氧饱和度变化情况，以及是否有呼吸困难的表现。 吸气呼气比为 1∶2 或 1∶3。 缩唇呼吸时注意老年人嘴唇是否缩起；腹式呼吸时注意腹部是否鼓起。 预约下一次的锻炼时间，告知停止时的表现。 强调呼吸功能锻炼应长期坚持，树立老年人坚持康复的信心。 关注照护对象新增或突发的需求，并及时处理
健康宣教	①指导老年人避免导致病情加重的诱因；②饮食护理；③遵医嘱用药；④加强锻炼；⑤坚持长期氧疗及呼吸功能锻炼；⑥引导老年人适应慢性病并以积极心态对待疾病	根据老年人对疾病的了解、呼吸功能评估结果，有针对性地进行健康宣教。 照护过程中找准时机进行宣教，有利于取得老年人的配合。 老年人此时为慢性阻塞性肺疾病急性发作期，应主要针对临床症状的改善进行宣教；病情稳定期，宣教重点应为饮食、坚持康复等
整理	①整理老年人的床单位，确认体位及环境舒适；②整理物品；③床旁铃放在床旁；④拉起床栏，确保安全	
记录	记录血氧饱和度值、呼吸功能等级及呼吸功能锻炼情况和老年人的反应等	所有数据均记录，且数据真实

【照护流程】

照护流程如图 2-4-1 所示。

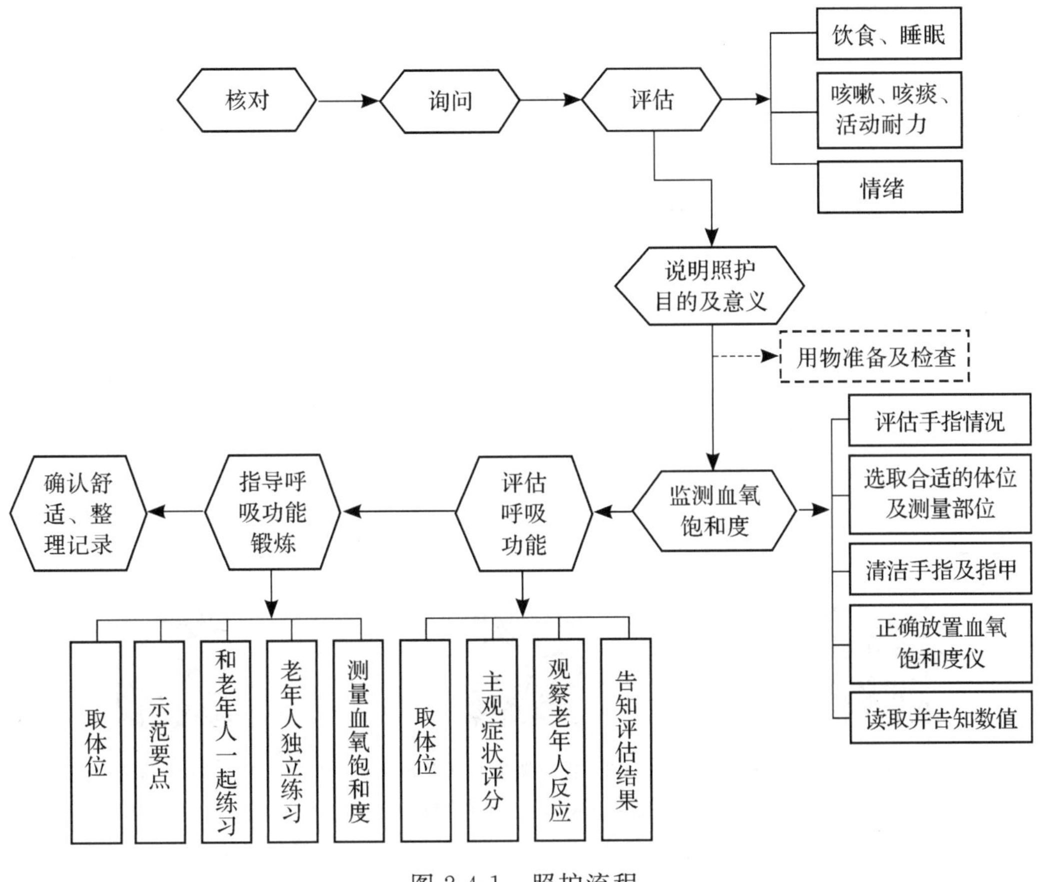

图 2-4-1　照护流程

【注意事项】

1. 测血氧饱和度前注意评估手指及指甲情况，测量侧手臂避免测血压。

2. 血氧饱和度仪松紧适宜，注意更换传感器的位置，以免皮肤受损或血液循环受阻。

3. 测量血氧饱和度期间避免手机等电磁波的干扰。

4. 呼吸功能评估过程中，注意观察老年人意识、呼吸等状况，确保评估的安全实施。

5. 呼吸功能锻炼时协助老年人选择合适的体位，注意经鼻吸气，用嘴呼气，吸气呼气比为 1∶2 或 1∶3。

6. 当老年人出现呼吸困难等不适表现时，应停止锻炼。

7. 老年人患有慢性阻塞性肺疾病 3 年余，疾病对其工作和生活存在一定程度的影响，可能使其产生心理压力过大，照护过程中注重安慰、鼓励老年人。

【健康教育海报】

通过测量血氧饱和度及呼吸功能的评估了解老年人的呼吸困难情况，在照护过程中，评估老年人对慢性阻塞性肺疾病的了解程度、呼吸功能锻炼的掌握程度、心理状态及社会支持等方面存在的问题，有针对性地给予健康指导。对照护对象进行慢性阻塞性肺疾病健康教育，根据健康教育内容绘制海报，要求做到图文结合，通俗易懂，主题明确。这一主题的海报可以从如表 2-4-3 所示角度来展开。

表 2-4-3　健康教育海报主题和内容

宣教主题	宣教内容	注意要求
1. 慢性阻塞性肺疾病加重诱因	呼吸道感染、抽烟、环境污染（空气污染、职业性粉尘）、受寒	1. 字迹清晰。 2. 没有修改或删减。 3. 至少 4 个主题，每个主题最少 3 个绘制元素
2. 症状及处理	绘制针对咳嗽、咳痰、呼吸困难的照护措施，必要时到医院就诊	
3. 健康生活方式	可绘制戒烟、饮食（高蛋白、高热量）、运动（游泳、太极、散步）、防寒训练	
4. 医疗照护	绘制劝导老年人戒烟、按时用药、坚持呼吸功能锻炼并按时复诊	

2-4-2　慢性阻塞性肺疾病老年人综合照护 PPT

2-4-3　慢性阻塞性肺疾病老年人综合照护评价标准

2-4-4　呼吸功能锻炼指导视频

【实战演练】

社区（日间）照护中心场景

×××，男，75 岁，患慢性阻塞性肺疾病 10 年，糖尿病 3 年，1 周前因感冒出现咳嗽、咳痰、气短，家中自测体温 37.3℃，前往照护中心寻求帮助。平均每天吸烟 10 支，偶尔饮酒，老伴身体健康，有一儿一女，女儿每周回家看望父母，儿子定居外地。老人平时喜欢唱戏，但因呼吸困难而情绪低落。作为照护员，请完成以下任务：

1. 请书写案例照护计划。

2. 请完成下列照护，但又不仅限于以下内容：

（1）请帮他吸氧。

（2）请为他进行雾化吸入。

（3）请提供心理支持，帮助他缓解情绪。

3. 请在照护完成后撰写反思报告。

（李虹毓　陈　燕）

班级		姓名		学号	

项目三　老年人常见心血管系统疾病综合照护

任务一　高血压老年人的综合照护

学习目标

技能目标

1. 能正确使用水银血压计为老年人测量血压。
2. 能正确进行血压分级。
3. 能正确识别高血压的不适症状。
4. 能观察并发现老年人及其家属心理变化并进行心理疏导。
5. 能向老年人及其家属提供合适的社会支持和帮助。
6. 能在照护时避免不安全因素，保证老年人的安全。
7. 能向老年人及其家属进行疾病相关知识的宣教。

素质与思政目标

1. 给予老年人心理支持和人文关怀，缓解老年人不良情绪。
2. 保持专业的职业素养，有良好的仪表、举止、语言和态度。
3. 具备良好的沟通能力，明确沟通目标，善于体察他人的想法和感受。
4. 培养自身批判性思维能力，对养老护理工作有一定的质疑、假设、推理和求证能力。

血压是人体重要的生命体征之一。测量血压是了解血压水平、诊断高血压、指导治疗、评估降压疗效以及观察病情变化的重要手段。因此，正确掌握测量血压的方法和注意事项，了解老年人血压状态，是提高老年人群高血压知晓率和治疗率的基本环节，同时也是病情监测的重要环节。下面以家庭照护为例，为高血压老年人实施综合照护。

【情景导入】

×××，女，81 岁，高血压病史 25 年。半年前突发“脑梗死”住院治疗后出院。现左侧肢体偏瘫，活动受限，无法自主站立，生活起居由老伴和照护员照顾，并办理了家庭病床。遵医嘱口服缬沙坦片已半年，1 片/次，1 次/日，晨起服用。近 1 周，她自感头晕及头部胀痛，测血压 160/90mmHg，家庭医生根据病情，加服苯磺酸氨氯地平片，1 片/次，1 次/日，晚饭后服用，已服用 1 天，并嘱监测血压。

3-1-1 高血压老年人综合照护学习任务单

【照护任务】

1. 请书写案例照护计划。
2. 请完成下列照护,但又不仅限于以下内容:
(1)请为她测量血压。
(2)请指导她服用降压药应遵循的原则和注意事项。
(3)请协助她进食午餐。
3. 请根据你的照护撰写一份反思报告。

【拓展与思考】

1. 什么是高血压?高血压如何分级?高血压有哪些临床表现?
2. 如何为奶奶测量血压?测量时有哪些注意事项?
3. 此类老年人选择何种饮食?
4. 如何指导奶奶正确用药,稳定血压?
5. 怎样缓解奶奶的焦虑情绪?
6. 对患有高血压的老年人应该从哪些方面做好健康宣教?

【案例分析】

1. 病情分析:高血压病史 25 年,近 1 周自感头晕及头部胀痛,测血压 160/90mmHg。

2. 心理分析:照护员应分析奶奶现在焦虑的原因,从多角度去考虑和解决问题,引导奶奶缓解精神压力以及纠正不良情绪。根据案例,导致出现不良情绪可能有以下几方面因素:①疾病原因:高血压病史 25 年,近 1 周自感头晕及头部胀痛,对高血压的发展、治疗和预后方面存有焦虑和猜疑。②角色适应不良:半年前突发“脑梗死”住院治疗后出院。现左侧肢体偏瘫,活动受限,无法自主站立,与脑梗前产生极大反差,生活不能自主,可能会产生“自己没用”等不良情绪。③社会支持原因:生活起居由老伴和照护员照顾,办理家庭病床,可能会感觉拖累老伴。

3. 照护分析:近 1 周自感头晕及头部胀痛,测血压 160/90mmHg,自理能力降低,应及时给予老年人贴心照护,耐心对待老年人,正确进行心理疏导,保持情绪的稳定,但并非完全代劳,鼓励奶奶做力所能及的事,避免过度劳累,以稳定病情,树立老年人的信心。

4. 健康教育分析:应结合案例做好健康宣教。

5. 社会支持分析:案例中相关信息较少,需要进一步沟通以判断是否需要经济、社会等方面的支持与帮助。

【实际照护内容】

1. 为奶奶测量血压,明确血压分级。
2. 为奶奶选择合适的饮食,协助其进食。
3. 指导奶奶服用降压药应遵循的原则和注意事项。

4. 安抚奶奶情绪。

5. 为奶奶进行高血压保健相关知识宣教，提供必要的社会支持与帮助。

【照护计划】

根据案例分析及任务要求，按照照护实施的逻辑顺序，制订该老年人的照护计划，填入表 3-1-1 中。

表 3-1-1　照护计划

照护任务	照护目标	照护依据	照护措施

【照护实施】

按如表 3-1-2 所示步骤实施照护。

表 3-1-2 照护实施步骤

步骤	照护内容	照护要点及沟通宣教示例
操作者准备	照护员穿着得体，洗手，必要时戴口罩	
核对	核对老年人家庭地址、姓名、年龄等	“奶奶，您好，我是您的照护员×××，请问您叫什么名字？生日是几月几号？您家地址是×××，对吗？”
询问	询问老年人的当前感受，有无既往病史、用药情况、30 分钟前有无活动和进食	如基础血压及治疗情况等
评估	评估老年人情绪、症状、体征、皮肤状况、选择测量肢体等情况	评估并报告评估结果
解释说明	说明操作的目的与意义	取得老年人配合，要注意情绪的安抚，告知配合事项
操作准备	环境准备：安静舒适，干净明亮	
	老年人准备：老年人取平卧位	保证血压计、肱动脉和心脏在同一水平上
	用物准备：血压计、听诊器、记录单、笔、洗手消毒液	用物按照操作顺序合理摆放
测量血压	①卷起前臂衣袖，暴露测量处皮肤；②取血压计，平放于一侧上臂外侧，高度与心脏平齐，打开血压计，驱尽袖带内空气，缠绕于上臂中部；③戴好听诊器，将听诊器胸件放于肘窝肱动脉搏动明显处，轻轻按住；④握住气囊，关闭气囊开关，反复打气至脉搏消失，再加 20～30mmHg；⑤松开气囊开关缓慢放气，使汞柱缓慢下降，以每秒下降 4mmHg 为宜，听到肱动脉第一声搏动，此刻度读数为收缩压；⑥继续放气，听到搏动声突然变弱或消失，此刻度读数为舒张压；⑦取下听诊器，排尽袖带空气，关闭气囊开关，放回血压计盒内；⑧关闭水银槽开关，将血压计和听诊器摆放于治疗盘，放回存放位置备用	观察水银柱“0”点，使肱动脉、心脏、血压计“0”点位于同一水平。 缠绕松紧度以放入一指为宜，袖带下缘距肘窝 2～3cm。 胸件不可放于袖带内。 嘱老年人保持安静，不要说话。 倾斜 45°关闭水银槽开关，避免水银漏出
报告血压值	报告血压值并安慰老年人	

续表

步骤	照护内容	照护要点及沟通宣教示例
处理用物	血压计袖带消毒，以备下次使用	
整理记录	协助老年人放下衣袖，为老年人取舒适体位，盖好盖被，支起床档	安置的体位要求舒适、安全
协助进食	①协助老年人排便，洗手，取床上坐位，上身坐直并略向前倾；②将准备好的食物盛放在餐桌上；③测量食物温度，喂食；④协助老年人漱口并擦干口角水渍，告知老年人进餐后维持进餐体位 30 分钟，再卧床休息；⑤撤去毛巾、餐具，整理床单位	高血压老年人给予治疗饮食——低盐饮食。 避免食物温度过高烫伤老人，温度过低引起胃部不适。 一口食物量为汤匙的 1/3 为宜，等老年人完全咽下后再喂食下一口。 减慢喂食速度，充分咀嚼。 进餐后不宜立即平卧，防止食物反流
健康教育	①向老年人说明服用降压药的原则；②向老年人说明服用降压药的注意事项；③向老年人说明高血压血压监测的重要性；④向老年人说明饮食、运动、情绪等对血压控制的作用	在宣教过程中应充分了解老年人目前服药、饮食、血压监测、情绪等的实际情况
整理	①收起轮椅，放于指定位置；②向家属交接老年人情况，做好健康宣教	
记录	记录血压值、饮食过程中老年人的反应等情况	确保记录真实有效

【照护流程】

照护流程如图 3-1-1 所示。

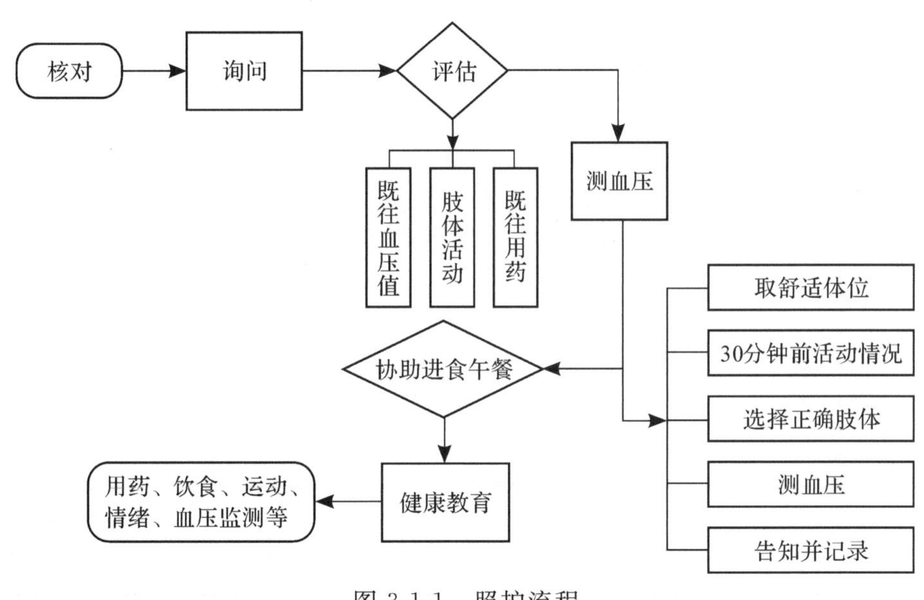

图 3-1-1　照护流程

【注意事项】

1.避免影响血压变化的因素，测量前确认老年人无情绪波动、剧烈运动、进食等情况，如有，应休息5～10分钟后再测量。

2.合理选择测量部位，若老年人有肢体偏瘫、外伤或静脉用药等情况，则选择健侧肢体测量血压。

3.测量血压时，一般取坐位或床上平卧位，确保心脏、血压计、肱动脉在同一水平线。

4.协助进食时，给予高血压老年人低盐低钠饮食，避免刺激辛辣食物。

5.协助进食过程中避免烫伤、噎食等意外伤害发生。

6.用轮椅转运前检查轮椅的安全性，根据气候做好保暖措施，提前告知老年人配合事项，在过程中注意观察老年人有无病情变化。

7.由于高血压难以治愈，需要终身管理，且易引发靶器官损伤，老年人易出现焦虑、紧张等不良情绪，应做好情绪安抚和健康教育。

【照护反思】

开展实际照护后，根据自身在照护实施中的问题书写反思报告(表3-1-3)，描述本次照护的大概情况，照护中做得好的地方，描述本次照护中存在的问题，分析并找出原因，提出解决问题的办法，促进自我提升。

表3-1-3　照护反思

1.描述要反思的事件	描述在本项目中某一个你需要反思的学习事件，描述发生了什么。
2.描述当时的真实感受	描述在这一学习事件过程中，你的感受和想法。

续表

3.应对处理及对自己的评价	当时你是如何应对这个情况的？你对自己当时的处理评价如何？ 评价1： 评价2：
4.分析原因	具体分析造成不足的原因。
5.提升及改进	你将采取哪些措施去改进和提升，去克服困难和解决问题？如果再遇到类似情况，你将会有哪些不同的做法和改变？

3-1-2　高血压老年人综合照护PPT

3-1-3　高血压老年人综合照护评价标准

3-1-4　协助长者用药操作视频

【实战演练】

医院模块

×××，男，76岁。今晨老伴发现他言语不清，右侧肢体无力，遂拨打120。45分钟后到达医院急诊室。初步诊断为脑梗死。他患有高血压30年，5年前曾发生过脑梗死。医嘱给予监测生命体征和CT检查。他有两个女儿，但都不住在附近。他和老伴非常焦虑，急切想知道目前的病情及处理方法。作为照护员，请完成以下任务：

1.请书写案例照护计划。

2.请完成下列照护，但又不仅限于以下内容：

(1)请给老年人测量血压。

(2)请将老年人从床上扶起转移至轮椅上推至CT室。

(3)请给予健康教育、营养指导。

3.请根据案例绘制高血压健康教育海报。

（何　玮　雷佳虹）

任务二　冠心病老年人的综合照护

学习目标

技能目标

1. 能正确进行冠心病的病情观察。
2. 能对冠心病老年人实施正确及时的照护。
3. 能正确协助指导冠心病老年人测血压、服药。
4. 能观察并发现老年人及其家属心理变化并进行心理疏导。
5. 能向老年人及其家属提供合适的社会支持和帮助。
6. 能在照护时避免不安全因素,保证老年人的安全。
7. 能向老年人及其家属进行疾病相关知识的宣教。

素质与思政目标

1. 保持良好的职业行为,有良好的仪表、举止、语言、态度。
2. 尊重老年人的文化和宗教信仰;尊重老年人有接受和拒绝照护的自主性和权力。
3. 具备同理心、爱心、耐心、细心。
4. 在合适的情景下,与老年人进行开放式或闭合式交流,采用合适的教育方法。
5. 遵循健康、安全、卫生标准及规则,遵守相关法规。

冠心病是冠状动脉粥样硬化性心脏病(coronary heart disease,CHD)的简称,是指冠状动脉粥样硬化,使血管腔狭窄或阻塞,和(或)因冠状动脉功能性改变(痉挛)导致心肌缺血缺氧或坏死而引起的心脏病。其患病率随年龄的增加而增多,70 岁以上的老年人几乎都患有不同程度的冠心病。除了年龄因素,老年人冠心病的发生与高血压、糖尿病有关,老年女性还与雌激素水平下降有关。根据病理解剖和病理生理变化的不同,本病有不同的临床分型。1979 年,世界卫生组织(WHO)将冠心病分为无症状性心肌缺血、心绞痛、心肌梗死、缺血性心肌病、猝死 5 种类型,因心绞痛是冠心病最常见的类型,而急性心肌梗死(acute myocardial infarction,AMI)在老年人的发病率较一般成人高,高龄者 AMI 的病死率较高,这不仅给老年人带来身体上、生活上的影响,也会带来心理上的影响。患冠心病的老年人容易产生恐惧、抑郁情绪,同时对病情及预后不了解而产生焦虑反应。因此,对于冠心病老年人,照护应侧重于疾病治疗、生活照护、心理支持及健康教育,同时给予必要的社会支持与帮助,最大程度地提高老年人的生活质量。处于急性期的老年人一般入住专业医疗机构获得照护。下面以入住医院照护为例进行冠心病老年人的综合照护。

【情景导入】

×××,男,75 岁。自觉剧烈头痛 2 小时,测血压 214/180mmHg,急诊以高血压 3

级(极高危)收住入院,入院后CT主动脉全程成像:左侧锁骨下动脉、主动脉、双侧髂总动脉及髂内动脉呈广泛粥样硬化改变。24小时动态心电图提示:ST-T心肌缺血改变。24小时动态血压提示最高血压180/118mmHg、给予抗血小板聚集、调脂、降压等对症治疗。遵医嘱卧床休息,24小时持续静脉输注硝酸甘油,用输液泵控制滴速,给予口服药物:瑞舒伐他汀钙片1片(10mg),1次/日,硫酸氢氯吡格雷片(波立维)1片(75mg),1次/日,厄贝沙坦氢氯噻嗪片(安博诺)1片(150mg),1次/日,硝苯地平控释片(拜新同)1片(30mg),1次/日等。根据医嘱服用。高血压病17余年,父母均患有高血压、糖尿病。老年人有1个儿子,不住在附近。他、儿子和老伴非常焦虑,急切想知道目前的病情及处理方法。

【照护任务】

3-2-1　冠心病老年人综合照护学习任务单

1.请书写案例照护计划。

2.请完成下列照护,但又不仅限于以下内容:

(1)请给老年人测量血压。

(2)请协助老年人按时服药。

3.请完成高血压的健康教育海报。

【拓展与思考】

1.请分析该老年人为何要监测血压?

2.测量血压时肢体、部位如何选择,为什么?

3.如何正确协助老年人服药?服药前后要注意哪些问题?

4.患有冠心病的老年人应该从哪些方面做好健康宣教?

5.可以从哪些角度切入进行老年人和家属的情绪安抚?

【案例分析】

1.病情分析:老年人自觉剧烈头痛2小时,测血压214/180mmHg,急诊以高血压3级(极高危)收住入院,入院后CT主动脉全程成像:左侧锁骨下动脉、主动脉、双侧髂总动脉及髂内动脉呈广泛粥样硬化改变。24小时动态心电图提示:ST-T心肌缺血改变。24小时动态血压提示最高血压180/118mmHg。已予抗血小板聚集、调脂、降压等对症治疗。遵医嘱卧床休息,24小时持续静脉输注硝酸甘油,用输液泵控制滴速。高血压病17余年。父母均患有高血压、糖尿病。

2.心理分析:①疾病原因,自觉剧烈头痛2小时,测血压214/180mmHg,诊断为高血压3级(极高危),会有恐惧、紧张、焦虑;③社会支持原因,1个儿子住得远,老伴一个人没有更多支持,也会产生紧张、无措。引导并分析老年人焦虑的原因,从多角度去考虑和解决问题,做好心理疏导。

3.照护分析:老年人是高血压3级(极高危),剧烈头痛,血压214/180mmHg,这一时期的老年人病情变化快,并且入院后CT主动脉全程成像:左侧锁骨下动脉、主动脉、双侧髂总动脉及髂内动脉呈广泛粥样硬化改变。24 小时动态心电图提示:ST-T 心肌缺血改变。24 小时动态血压提示最高血压 180/118mmHg。给予抗血小板聚集、调脂、降压等对症治疗。遵医嘱卧床休息,24 小时持续静脉输注硝酸甘油,用输液泵控制滴速。因此,需要密切观察老年人病情变化,动态监测血压,保证输液通畅,非输液侧肢体测血压。保证老年人安全,严防压疮和坠床,睡气垫床、Q2H 翻身、协助床上大小便,保持床单位清洁平整;照护时要选择正确的沟通方式,缓解老年人恐惧、紧张、焦虑的情绪,对稳定血压有利。根据医嘱,协助老年人口服药物,密切观察药物不良反应。

4.健康教育分析:老年人患高血压病 17 余年。父母均患有高血压、糖尿病,这次又剧烈头痛,诊断为高血压 3 级(极高危),应结合案例做好健康宣教。

5.社会支持分析:老年人的 1 个儿子不住在附近,需要必要的社会支持。

【实际照护内容】

1.为老年人正确测量血压,明确血压值,动态监测血压变化,发现异常,及时汇报医生。

2.正确协助老年人服药,服药前后要注意"三查七对",注意观察用药后的不良反应。

3.为老年人进行情绪安抚,缓解恐惧、紧张、焦虑情绪。

4.为老年人进行冠心病相关知识宣教,提供必要的社会支持与帮助。

【照护计划】

根据案例分析及任务要求,按照照护实施的逻辑顺序,制订该老年人的照护计划,填入表 3-2-1 中。

表 3-2-1 照护计划

照护任务	照护目标	照护依据	照护措施

续表

照护任务	照护目标	照护依据	照护措施

【照护实施】

按如表 3-2-2 所示步骤实施照护。

表 3-2-2　照护实施步骤

步骤	照护内容	照护要点及沟通宣教示例
操作者准备	照护员穿着得体，洗手，必要时戴口罩	
核对	核实老年人身份信息	“爷爷，您好，我是您的照护员×××，请问您叫什么名字？生日是几月几号？让我看下您的手腕带。”
询问	询问老年人需求及发病经过	询问需求及发病经过，了解发病大概时间；老人与家属此时会有焦虑情绪，急切追问病情，照护员要会合理应对
评估	评估老年人意识、情绪、头痛（时间、性质、程度）、吞咽情况、饮食、肢体活动、睡眠、二便等情况	评估老年人意识、情绪、头痛（时间、性质、程度）、吞咽情况、饮食、肢体活动、睡眠、二便等情况
解释说明	说明照护的目的与意义	取得老年人配合，要注意情绪的安抚
用物准备	①治疗车上层：血压计、听诊器、记录单、笔、洗手消毒液、服药单、口服药、毛巾、水杯（内有温开水）、餐巾纸；②治疗车下层：医疗及生活垃圾桶	用物按照操作顺序合理摆放。 检查血压计及听诊器的质量
取体位	取平卧位	协助老年人取平卧位，头部可略抬高 10°～15°，以老年人舒适为宜

续表

步骤	照护内容	照护要点及沟通宣教示例
测量血压	①取体位；②缠血压计；③戴听诊器，充气，放气；④测量完毕，排尽袖带余气，关闭水银槽开关，整理妥善	测量时保持安静、情绪稳定。 注意应在非输液侧肢体测量血压。 血压计零点要与肱动脉、心脏均在同一水平。 袖带下缘距肘窝 2～3cm，松紧以能放入一指为宜。 充气至肱动脉搏动消失再升高 20～30mmHg，胸件不可塞入袖带内。 注意血压放气的速度。 注意做好人文关怀，如及时拉好衣袖
报告血压值	报告血压值并安慰老年人	
协助服口服药	①取体位；②吞咽评估；③服药前、中、后核对；④服药；⑤观察药物不良反应	低半卧位，抬高 30°左右，以老年人舒适为宜。 核对、检查药物的名称、剂量、用法。 正确取出药物。 吞咽评估，确认吞咽正常，让照护对象先喝一口水。 协助照护对象服药，喝水咽下，观察有无呛咳。 告知服药注意事项。 观察用药后的疗效和不良反应
安慰宣教	①强调控制情绪的重要性；②绝对卧床休息的重要性；③床上大小便的训练，保持大便通畅；④所服药物作用及不良反应观察；⑤饮食照护；⑥鼓励老年人积极参与到自我护理，养成良好的生活习惯和遵医用药行为；⑦每天自我监测血压	宣教时应及时获取老年人的反馈，及时调整。 宣教要有顺序，目前应该是急性期的宣教，比如情绪、排便、体位、饮食等；功能锻炼和后期康复训练应该强调在病情稳定后进行。 要注意及时正确应对老年人提出的问题
整理	①整理老年人的床单位，确认环境舒适；②床旁铃放在床旁；③拉起床栏，确保安全	
洗手	七步洗手	
记录	记录血压值及服药过程中老年人的反应等情况	所有数据均记录，且数据真实

【照护流程】

照护流程如图 3-2-1 所示。

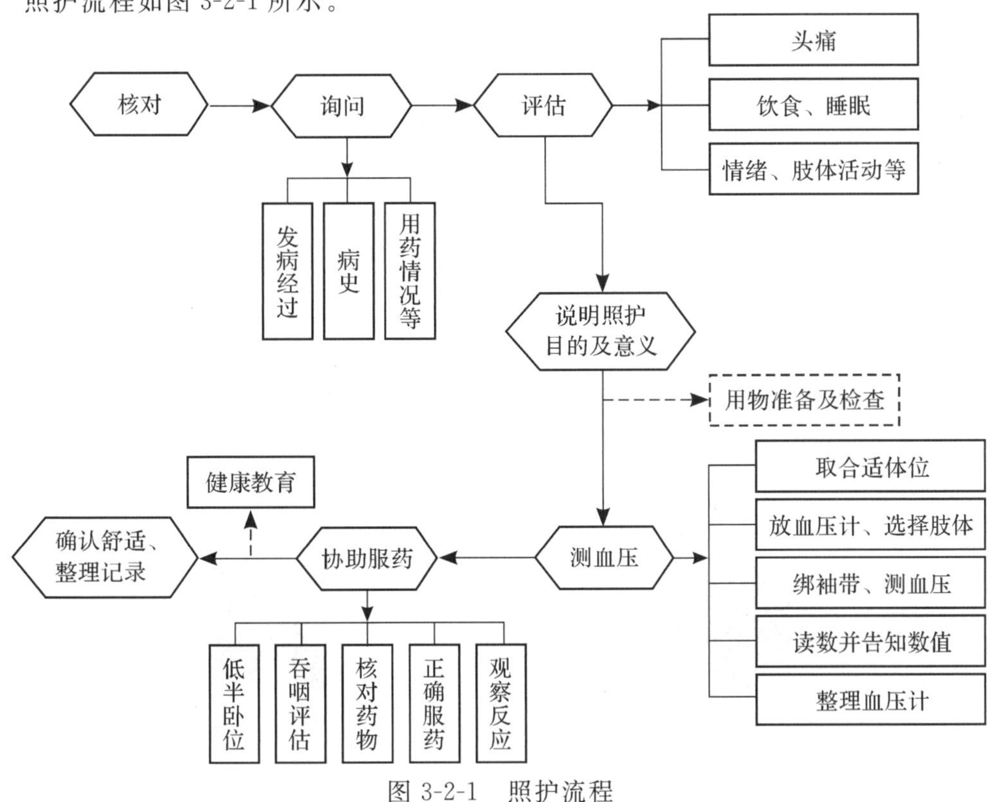

图 3-2-1　照护流程

【注意事项】

1. 避免影响血压测量的因素，做好情绪安抚。确认老年人测量前 30 分钟无进食、饮水、吸烟、沐浴、冷热敷、剧烈运动等情况。

2. 高血压 3 级（极高危）期老年人应卧床休息，照护时告知老年人卧床休息、保持大便通畅的重要性，并协助床上大小便。

3. 合理选择测量部位，老年人有一侧肢体输液维持，应选择非输液侧肢体。

4. 服药时要注意严格遵医嘱服药，注意“三查七对”。

5. 服药前必须评估吞咽功能，服药时，用温开水送服，注意水温的控制（37°左右），照护员手腕内侧测温，以不烫手为度。

6. 注意观察药物的不良反应，询问、观察老年人有无头晕、牙龈出血、皮肤瘀斑、腹胀、无力、皮肤黄染、呕血、黑便等。

7. 剧烈头痛老年人会对疾病产生恐惧、抑郁，且对病情及预后不了解而产生焦虑反应，应做好情绪安抚和健康教育。

8. 应围绕案例实际情景实施照护，避免空洞、脱离实际。

9. 不仅仅是生理、心理的照护，还包括社会照护，要提供社会支持与帮助。

【绘制健康教育海报】

开展实际照护后，通过评估、交流、观察等方式发现照护对象及其家属在疾病照护、生活照护、心理照护、社会支持等方面存在的问题，有针对性地给予健康指导。对照护对象进行高血压健康教育，根据健康教育内容绘制海报，要求做到图文结合，通俗易懂，主要明确。这一主题的海报可从如表 3-2-3 所示角度来展开。

表 3-2-3 健康教育海报的主题和内容

<table>
<tr><th>宣教主题</th><th>宣教内容</th><th>注意要求</th></tr>
<tr><td>1. 诱因介绍</td><td>烟、酒、劳累、情绪激动等</td><td rowspan="4">1. 字迹清晰。
2. 没有修改或删减。
3. 至少 4 个主题，每个主题最少 3 个绘制元素</td></tr>
<tr><td>2. 临床表现</td><td>头痛、头晕、耳鸣、肢体麻木等</td></tr>
<tr><td>3. 健康生活方式</td><td>情绪稳定、戒烟、戒酒、低盐低脂饮食、忌饱餐、有氧运动等</td></tr>
<tr><td>4. 风险防控</td><td>定期复诊，按时测血压，及时记录血压，遵医嘱服药，如有不适，及时就医等</td></tr>
</table>

3-2-2 冠心病老年人综合照护 PPT

3-2-3 冠心病老年人综合照护评价标准

【实战演练】

社区(日间)照护场景

×××，女，72 岁。高血压、冠心病史 5 年，1 年前曾因突发"脑血栓"住院治疗。目前她右侧肢体偏瘫，日常生活起居主要由老伴协助，为控制血压，遵医嘱每天服用硝苯地平，每天 2 次，每次 10mg。近几日，患中耳炎，右耳痛、耳鸣，影响到晚上睡眠，社区医院给予氧氟沙星滴耳剂滴耳，每天 2 次，每次 3 滴。今日李女士的老伴要去参加老战友儿子的婚礼，用轮椅将她送到日间照护中心。老人有个儿子，在国外定居。作为照护员，请完成以下任务：

1. 请书写案例照护计划。
2. 请完成下列照护，但又不仅限于以下内容：

(1)请协助她服用药物。

(2)请为她应用滴耳剂。

(3)请应对紧急状况。

3. 请根据案例绘制使用康复辅具的健康教育海报。

（何 萍 陈 燕）

任务三 急性心绞痛老年人的综合照护

学习目标

技能目标

1. 能评估并识别老年人常见急危重症，做出及时适当的处理。
2. 能熟练使用常用医疗仪器设备，综合分析并规范完成各项护理操作。
3. 能动态观察老年人病情变化，能准确监测各种健康相关参数，如生命体征、疼痛等。
4. 能观察并发现老年人心理变化并进行心理疏导。
5. 能在照护时避免不安全因素，保证老年人的安全。
6. 能向老年人提供社会支持与帮助。
7. 能向老年人进行疾病相关知识的宣教。

素质与思政目标

1. 保持良好的职业行为，有良好的仪表、举止、语言、态度，具有进行有效沟通的意识。
2. 尊重老年人的文化和宗教信仰；尊重老年人有接受和拒绝照护的自主性和权力。
3. 具备同理心，具备爱心、耐心、细心。
4. 在合适的情景下，与老年人进行开放式或闭合式交流，采用合适的教育方法。
5. 遵循健康、安全、卫生标准及规则，遵守相关法规。
6. 能讨论出新的安全的工作方式以改善老年人的生活质量和幸福程度。
7. 能够给老年人以及时的鼓励与肯定。

心绞痛是由于冠状动脉供血不足，心肌急剧暂时缺血与缺氧所引起的临床综合征。多数患者年龄在 40 岁以上，因体力活动、情绪激动、饱食、受寒等诱发，突感心前区疼痛，疼痛多为压榨样、闷胀感、紧缩感或烧灼感，可伴出汗、恶心、呼吸困难等其他症状。作为健康照护人员，应识别心绞痛等循环系统常见急症，进而做到早识别、早处理，避免因为不能识别而贻误治疗时机，另外应从饮食、运动、生活习惯等方面加强心绞痛预防的健康教育。下面以入住医院患者照护为例进行急性心绞痛患者的综合照护。

【情景导入】

×××，男，56 岁，因间歇性胸痛 7 个月，加重伴气短 1 天，以“心绞痛”住院。7 个月前间歇性出现劳累后心前区针刺样疼痛，持续 5～6 分钟，自服药物及休息后可自行缓解，此后一直随身携带硝酸甘油片。入院后查体：T 36.4℃，P 70 次/分，R 18 次/分，BP 130/87mmHg，体重 80kg，身高 170cm，神清，查体合作，饮食睡眠尚可，近期体重无明显

3-3-1 急性心绞痛患者综合照护学习任务单

增减。入院后做多层螺旋CT冠状动脉成像，在CT室等待区突然出现心前区针刺样疼痛，胸闷、气短明显。CT室旁有准备室，内有抢救设施。患者否认高血压病、糖尿病病史。

【照护任务】

1. 请书写案例照护计划。
2. 请完成下列照护，但又不仅限于以下内容：
(1)请给患者舌下用药。
(2)请给患者吸入氧气及监测血氧饱和度。
3. 请完成心绞痛健康教育海报。

【拓展与思考】

1. 什么是心绞痛，发生的机制是什么？
2. 心绞痛发作诱因有哪些？
3. 心绞痛急性发作时如何处理？
4. 心绞痛急性发作时氧流量需要调节在多少？
5. 心绞痛急性发作患者的体位移动有什么要求？
6. 心绞痛患者健康教育知识有哪些？
7. 如何安抚患者的紧张情绪？

【案例分析】

1. 病情分析：患者间歇性出现劳累后心前区针刺样疼痛7个月，加重伴气短1天，以“心绞痛”收住院。今正在等候CT冠状动脉成像检查时突发心绞痛，心前区针刺样疼痛，胸闷、气短明显。

2. 照护分析：患者急性心绞痛发作应立即应急处理，包括就地休息、舌下含服硝酸甘油、启动紧急救护系统，同时患者伴有胸闷气短可给予吸氧对症支持；照护中及时给予患者情绪安抚以缓解紧张，待情况稳定后可为患者进行心绞痛预防等健康宣教，使其掌握预防和发作处理方法。

3. 心理分析：心绞痛出现可能和患者担心检查和疾病等情绪波动有关，心绞痛发作时的疼痛、窒息感会加重患者紧张恐惧感，照护人员应给予心理支持和疏导使其冷静下来。

4. 健康教育分析：应结合案例做好健康宣教，至少4个主题，如情绪激动、剧烈活动、寒冷刺激等诱因预防，饮食、运动等健康生活方式指导，以及心绞痛发作处理等。

5. 社会支持分析：案例中相关信息较少，需要进一步沟通以判断是否需要经济、社会等方面的支持与帮助。

【照护内容】

1. 为患者进行舌下含服硝酸甘油。

2.为患者进行吸氧并监测血氧饱和度。

3.为患者进行情绪安抚,缓解紧张焦虑情绪。

4.为患者进行心绞痛相关知识宣教,提供必要的社会支持与帮助。

【照护计划】

根据案例分析及任务要求,按照照护实施的逻辑顺序,制订该老年人的照护计划,填入表3-3-1中。

表3-3-1　照护计划

照护任务	照护目标	照护依据	照护措施

【照护实施】

按如表3-3-2所示步骤实施照护。

表3-3-2 照护实施步骤

步骤	照护内容	照护要点及沟通宣教示例
操作者准备	照护员穿着得体，洗手，必要时戴口罩	
核对	核实患者身份信息	"叔叔，我是您的照护员×××，请问您叫什么名字？让我看下您的手腕带。"
评估	评估患者的感受和感觉	询问患者心前区疼痛、胸闷气短等疾病症状。饮食、睡眠、情绪等一般情况的询问于情况稳定后询问。向照护对象描述其与健康相关的信息
解释说明	说明照护的目的与意义	说明照护的目的与意义，取得患者配合，要注意情绪的安抚
用物准备	①治疗车上层：治疗盘、一次性鼻导管、治疗碗或小药杯（内盛无菌蒸馏水）、棉签、手电筒、吸氧记录卡、血氧饱和度仪、记录单、笔、洗手消毒液；②治疗车下层：医疗及生活垃圾桶	用物按照操作顺序合理摆放
舌下用药	①取体位；②核对检查药物；③指导正确服药；④告知服药注意事项；⑤启动院内紧急救护系统；⑥观察用药后效果	患者取坐位或者半卧位，避免出现直立性低血压以及晕厥； 硝酸甘油片不能吞服，要放在舌下含服； 硝酸甘油含在舌下有麻木、烧灼感，这是药物有效的特征
取体位	取床上坐位	安置的体位要求舒适、安全
吸氧及血氧监测	①检查并清洁鼻腔；②安装与连接装置；③调节氧流量；④湿润鼻氧管；⑤妥善固定；⑥告知吸氧注意事项；⑦监测血氧饱和度，观察症状	检查鼻腔有无分泌物堵塞及异常； 鼻导管前端放入小药杯内蒸馏水中湿润，并检查鼻导管是否通畅； 固定动作轻柔，松紧适宜
安慰宣教	及时疏导不良情绪；对患者进行症状识别、诱因预防、发作处理、健康生活方式等方面指导	宣教应在患者心绞痛症状缓解后进行，要有逻辑性和针对性； 宣教时应及时获取患者的反馈，及时调整
整理	①整理患者床单位，确认环境舒适；整理物品；②床旁铃放在床旁；③拉起床栏，确保安全	
记录	记录评估的阳性体征、干预措施、反应或结果等	所有数据均记录，且数据真实

【照护流程】

照护流程如图 3-3-1 所示。

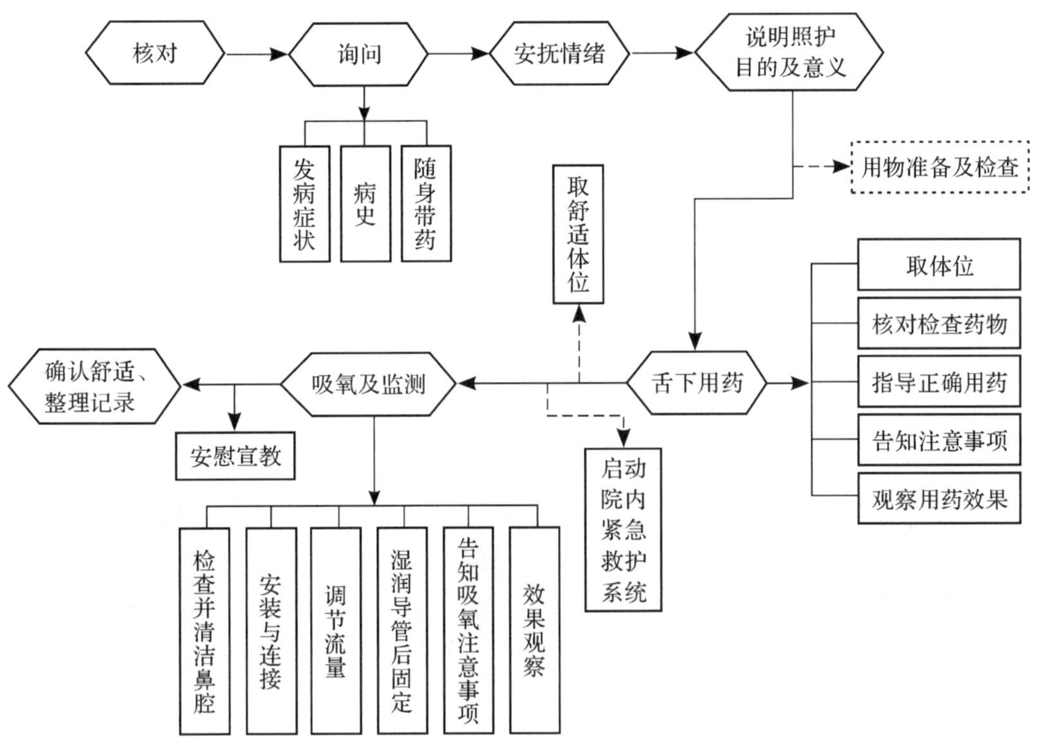

图 3-3-1　照护流程

【注意事项】

1. 硝酸甘油应放在舌下，让其自然溶解吸收，不可嚼碎吞下，否则会影响药效。

2. 硝酸甘油含服后 2～3 分钟起效，如果 5 分钟后疼痛未缓解，可再含服一片，如果连续含服 3 次均不缓解，则考虑心肌梗死。

3. 用氧应严格遵守操作规程，注意用氧安全，切实做好“四防”。

4. 使用氧气时，应先调节流量后应用；停用氧气时，应先拔出导管，再关闭氧气开关；若中途改变流量，应先分离鼻导管与湿化瓶连接处，调节好流量再接上，以免一旦开关出错，大量氧气进入呼吸道而损伤肺部组织。

5. 涂指甲油、指端有污垢、甲床厚、灰指甲等都会影响血氧饱和度的准确。监测时应注意肢体保暖，避免周围电磁辐射。

6. 心绞痛发作时会造成患者紧张恐惧感，应做好情绪安抚，症状稳定后给予健康教育。

7. 应围绕案例实际情景实施照护，避免空洞、脱离实际。

8. 不仅仅是生理、心理的照护，还包括社会照护，要提供社会支持与帮助。

【绘制健康教育海报】

开展实际照护后，通过评估、交流、观察等方式发现照护对象及其家属在疾病照护、生活照护、心理照护等方面存在的问题，有针对性地给予健康指导。对照护对象进行心绞痛相关健康教育，根据健康教育内容绘制海报，要求做到图文结合，通俗易懂，主题明确。这一主题的海报可从如表 3-3-3 所示角度来展开。

表 3-3-3　健康教育海报的主题与内容

宣教主题	宣教内容	注意要求
1. 心绞痛症状识别	疼痛、胸闷、气短等，多为胸部压榨性疼痛	1. 字迹清晰。 2. 没有修改或删减。 3. 至少 4 个主题，每个主题最少 3 个绘制元素
2. 诱因预防	避免情绪激动、剧烈活动、寒冷刺激、大便过度用力等	
3. 发作处理	就地休息、舌下含服、打急救电话	
4. 健康生活方式	饮食、运动、情绪管理、禁烟禁酒等	

3-3-2　急性心绞痛老年人综合照护 PPT

3-3-3　急性心绞痛老年人综合照护评价标准

3-3-4　吸氧操作视频

【实战演练】

日间照护中心场景

×××，女，61 岁，有糖尿病 3 年，规律服药。有心绞痛史，6 个月前间歇性出现劳累后心前区针刺样疼痛，持续 5～6 分钟，自服药物及休息后可自行缓解，未予重视。1 个月前老伴行腰椎间盘突出切除术，已出院回家。她晨起出现乏力症状，因担心病情加重而心情焦虑，前来照护中心寻求帮助。照护员为其测量血糖后，患者突然出现心前区针刺样疼痛，胸闷、气短明显。育有 1 子 1 女，均在外地，工作较忙。作为照护员，请完成以下任务：

1. 请书写案例照护计划。
2. 请完成下列照护，但又不仅限于以下内容：

(1)请为她测量血糖并观察、记录。

(2)请给患者舌下用药。

(3)请给予心理支持和健康教育。

3. 请根据案例绘制心绞痛健康教育海报。

（陈　燕　余锡芬）

任务四　慢性心功能不全老年人的综合照护

学习目标

技能目标

1. 能正确评估老年人的身体、功能、环境等状况，并给予针对性指导。
2. 能对慢性心功能不全老年人实施正确及时的照护。
3. 能为老年人进行生活照料，如测量血压、预防压疮照护、预防下肢静脉血栓形成等。
4. 能观察并发现老年人心理变化并进行心理疏导。
5. 能在照护时避免不安全因素，保证老年人的安全。
6. 能向老年人及其家属提供社会支持与帮助。
7. 能向老年人进行疾病相关知识的宣教。

素质与思政目标

1. 保持良好的职业行为，有良好的仪表、举止、语言、态度。
2. 尊重老年人的文化和宗教信仰；尊重老年人有接受和拒绝照护的自主性和权力。
3. 具备同理心、爱心、耐心、细心。
4. 在合适的情景下，与老年人进行开放式或闭合式交流，采用合适的教育方法。
5. 遵循健康、安全、卫生标准及规则，遵守相关法规。
6. 能讨论出新的安全的工作方式以提高老年人的生活质量和幸福程度。
7. 能够给老年人以及时的鼓励与肯定。

慢性心功能不全是指由于各种原因引起的心脏收缩或舒张功能下降，心排血量不足，最终导致肺循环或体循环血液淤滞的一种临床综合征。我国大约有 450 万例以上心功能不全病人，其 1 年内再住院率高达 58.4%，严重威胁着老年人的生命健康。因此，对处于病情急性加重再入院、经治疗后缓解的老年人，照护应侧重于监测生命体征和预防出现各类并发症，同时给予必要的社会支持与帮助，最大程度提高老年人的生活质量。大多数处于疾病加重期的老年人一般采取在医院获得照护，等病情缓解后可在长期照护中心、日间照护中心、家庭等获得照护。下面以入住医院为例进行慢性心功能不全老年人的综合照护。

【情景导入】

×××，女，65 岁，患有高血压 5 年余，能按时服用降压药，血压控制在正常范围内。于 1 年前诊断为急性 ST 段抬高型心肌梗死，行经皮冠脉介入治疗，于前降支最狭窄处植入支架 1 枚，予以抗血小板、调脂、防止心室重塑、改善心功能治疗。近 1 周老年人诉仍有明显胸闷、气短，夜间不能平卧，伴胸前区间歇性疼痛，伴心悸、恶心、呕吐，咳嗽、咳痰，为白色泡沫痰，量少，B型利钠肽NT-proBNP升高，门诊以“心力衰竭”收入院。自发病以来，饮食睡眠欠佳。入院后给予“阿司匹林肠溶片100mg qd，硫酸氢氯吡格雷片75mg qd，呋塞米片20mg qd，替米沙坦片40mg qd，瑞舒伐他汀钙片10mg qn”治疗。治疗1周后，老年人自觉症状较前缓解。

3-4-1 慢性心功能不全老年人综合照护学习任务单

【照护任务】

1. 请书写案例照护计划。
2. 请完成下列照护，但又不仅限于以下内容：
(1)请给予老年人测量血压。
(2)请给予老年人预防压疮照护。
(3)请给予老年人预防下肢静脉血栓形成指导。
3. 请根据你的照护完成心力衰竭健康教育海报。

【拓展与思考】

1. 什么是心力衰竭？如何判断老年人的心功能状况？
2. 老年人的血压可能有哪几种情况？如何向老年人解释宣教？
3. 老年人近期为何会饮食睡眠欠佳？可以从哪些角度切入安抚老年人？
4. 对患有慢性心功能不全的老年人应该从哪些方面做好健康宣教？
5. 如何预防下肢静脉血栓形成，老年人需要做哪些活动？
6. 如何预防压疮形成，需要注意哪些方面？

【案例分析】

1. 病情分析：老年人患高血压5年余，血压控制在正常范围；1年前发生心肌梗死，植入支架一枚；近1周胸闷、气短，夜间不能平卧，以“心力衰竭”收治入院，治疗1周后，老年人自觉症状较前缓解。

2. 饮食睡眠欠佳分析：根据案例，导致饮食睡眠问题可能有以下几个因素。①疾病原因。心力衰竭导致消化道功能减退，老年人出现恶心、呕吐，食欲减退；另外，老年人有胸闷、气短和心悸，伴咳嗽、咳痰等，会使食欲不振。②睡眠不佳的原因。老年人由于明显胸闷、气短，夜间不能平卧、中途憋醒等，同时伴有胸前区间歇性疼痛，导致睡眠状态不佳。引导并分析老年人饮食睡眠欠佳的原因，从多角度去考虑和解决问题，做好情绪疏导。

3. 照护分析：老年人有高血压病史，目前在使用减轻水钠潴留、减轻心脏负荷的药物，在血压测量时应关注到这个问题；老年人心功能不全处于卧床休息阶段，在给予压疮预防照护和预防下肢静脉血栓形成指导时，应关注到这个问题；照护中及时给予老年人鼓励与表扬，以树立老年人继续锻炼的信心。

4. 健康教育分析：老年人有高血压、心肌梗死及心力衰竭，应结合老年人做好健康宣教。

5.社会支持分析:案例中相关信息较少,需要进一步沟通以判断是否需要经济、社会等方面的支持与帮助。

【实际照护内容】

1.为老年人测血压,明确血压分级。

2.为老年人进行预防下肢静脉血栓形成指导,老年人学会预防下肢静脉血栓的方法并进行一次预防下肢静脉血栓的锻炼。

3.为老年人进行预防压疮照护,老年人学会预防压疮的方法,住院期间不发生压疮。

4.为老年人进行心力衰竭相关知识宣教,提供必要的社会支持与帮助。

【照护计划】

根据案例分析及任务要求,按照照护实施的逻辑顺序,制订该老年人的照护计划,填入表3-4-1中。

表3-4-1　照护计划

照护任务	照护目标	照护依据	照护措施

续表

照护任务	照护目标	照护依据	照护措施

【照护实施】

按如表3-4-2所示步骤实施照护。

表3-4-2　照护实施步骤

步骤	照护内容	照护要点及沟通宣教示例
操作者准备	照护员穿着得体,洗手,必要时戴口罩	
核对	核实老年人身份信息	“奶奶,您好,我是您的照护员×××,请问您叫什么名字?让我看下您的手腕带。”
询问	询问老年人的感受和感觉	询问老年人的感受和感觉,如饮食、睡眠、情绪、二便、疾病症状等
评估	评估老年人情绪、肌力、肢体活动等情况,30分钟前活动、进食情况	评估并报告评估结果
解释说明	说明照护的目的与意义	说明照护的目的与意义,取得老年人配合,要注意情绪的安抚
用物准备	①治疗车上层:血压计、听诊器、记录单、笔、洗手消毒液、护士表、软枕3个、脸盆(盛温水)、毛巾、翻身记录单;②治疗车下层:医疗及生活垃圾桶	用物按照操作顺序合理摆放

续表

步骤	照护内容	照护要点及沟通宣教示例
测量血压	①卷起前臂衣袖，高度与心脏平齐；②取血压计，平放于右上臂外侧，高度与心脏平齐，打开血压计，驱尽袖带内空气，缠绕于右上臂中部；③戴好听诊器，将听诊器胸件放置于肘窝肱动脉搏动明显处，轻轻按住；④握住气囊，关闭气囊开关，反复打气至脉搏消失，再加 20～30mmHg；⑤松开气囊开关缓慢放气，使汞柱缓慢下降，以每秒下降 4mmHg 为宜，听到肱动脉第一声搏动，此刻度读数为收缩压；⑥继续放气，听到搏动声突然变弱或消失，此刻度读数为舒张压；⑦取下听诊器，排尽袖带空气，关闭气囊开关，放回血压计盒内；⑧关闭水银槽开关，将血压计和听诊器摆放于治疗盘，放回存放位置备用	观察水银柱“0”点位，使肱动脉、心脏、血压计“0”点位于同一水平。 缠绕松紧度以放入一指为宜，袖带下缘距肘窝 2～3cm。 胸件不可放于袖带内。 嘱老年人保持安静，不要说话。 倾斜 45°关闭水银槽开关
报告血压值	报告血压值并安慰老年人	
处理用物	正确处理血压计	
整理记录	协助老年人放下衣袖，为老年人取舒适体位，盖好盖被，拉起床档	安置的体位要求舒适、安全
预防下肢静脉血栓形成指导	①说明预防下肢静脉血栓形成的目的和意义；②讲解预防下肢静脉血栓形成的要领及配合要点；③指导老年人活动下肢；④及时鼓励和肯定老年人，激发学习兴趣；⑤宣教预防下肢静脉血栓形成的其他方面：如何预防，一旦出现什么情况表明有下肢静脉血栓，此时应怎么办等；⑥评估老年人学习效果	根据老年人情况选择指导方法(边学边做，或先示范再做)。 及时给予鼓励与表扬。 做好预防下肢静脉血栓形成的宣教。 关注老年人的学习情况，给予及时协助与指导。 关注照护对象新增的或突发的照护需求，并及时处理
预防压疮照护	①说明预防压疮的目的和意义；②讲解预防压疮照护的要领，取得配合；③协助老年人翻身；④协助老年人取舒适体位；⑤检查老年人背部皮肤；⑥做好背部护理和防寒保暖，隐私和安全保护；⑦协助老年人整理衣着	协助翻身时注意做好安全防护。 及时给予鼓励与表扬，做好情绪和康复宣教。 关注老年人的情绪，给予及时协助与指导。 关注照护对象新增的或突发的照护需求，并及时处理

续表

步骤	照护内容	照护要点及沟通宣教示例
整理	①整理老年人的床单位，确认环境舒适；整理物品；②床旁铃放在床旁；③拉起床栏，确保安全	
记录	记录血压值，指导预防下肢静脉血栓形成及预防压疮照护中老年人的反应等情况	所有数据均记录，且数据真实

【照护流程】

照护流程如图 3-4-1 所示。

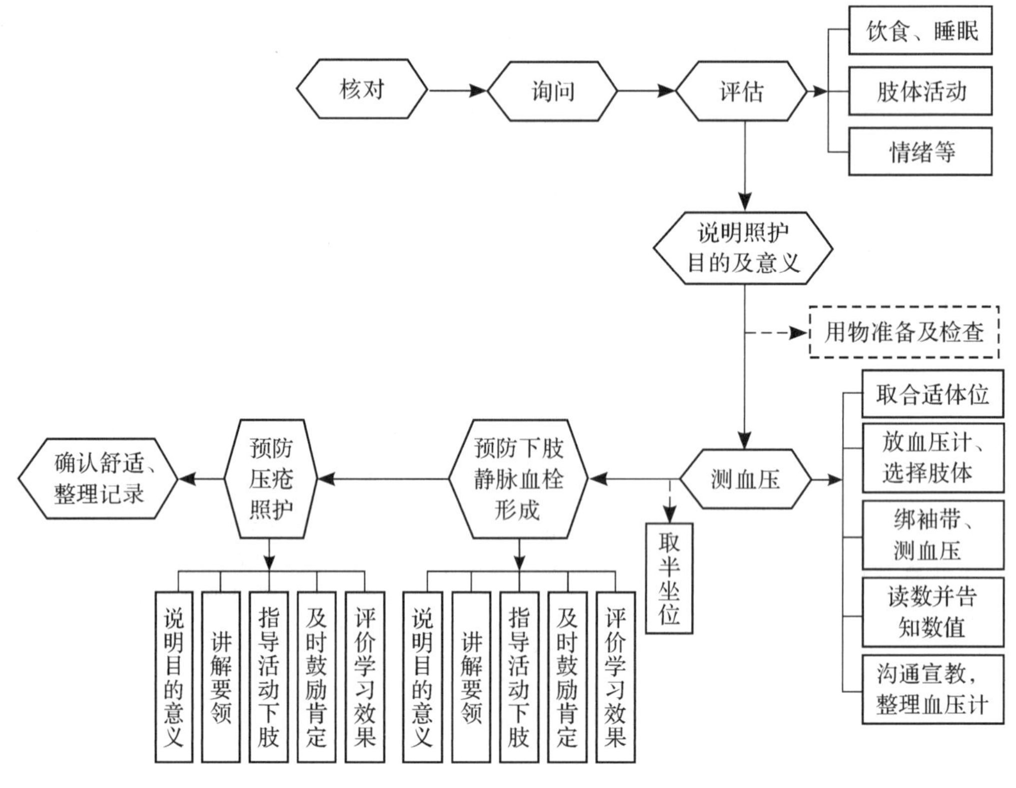

图 3-4-1 照护流程

【注意事项】

1. 避免血压变化的影响因素，做好情绪安抚，测量前确认老年人 30 分钟内无进食、饮水、吸烟、沐浴、冷热敷、剧烈运动、情绪波动等情况。

2. 根据老年人体位感觉，取合适体位，一般取坐位或床上平卧位，并合理选择测量部位。

3. 测量血压时，注意血压计放置合理，高度与心脏平齐，绑袖带时位置正确，松紧度以能插入一指为宜；听诊器胸件放置肱动脉搏动明显处，打气至比基础血压高 20～30mmHg，放气速度以每秒 4mmHg 为宜。

4. 预防下肢静脉血栓形成指导时，应先评估老年人学习意愿，选择合适的指导方法。

5. 预防下肢静脉血栓形成和预防压疮照护时注意老年人安全。

6. 慢性心功能不全病情加重经治疗后缓解的老年人，由于疾病康复、自理缺陷需要依赖别人而产生焦虑等情绪，应做好情绪安抚和健康教育。

7. 应围绕案例实际情景实施照护，避免空洞、脱离实际。

8. 不仅仅是生理、心理的照护，还包括社会照护，要提供社会支持与帮助。

【绘制健康教育海报】

开展实际照护后，通过评估、交流、观察等方式发现照护对象及其家属在疾病照护、生活照护、心理照护、社会支持、预防各类并发症等方面存在的问题，有针对性地给予健康指导。对照护对象进行心力衰竭健康教育，根据健康教育内容绘制海报，要求做到图文结合，通俗易懂，主题明确。这一主题的海报可从如表3-4-3所示角度来展开。

表 3-4-3　健康教育海报的主题和内容

宣教主题	宣教内容	注意要求
1. 诱发因素	感染、劳累、情绪激动、盐摄入过多等	1. 字迹清晰。 2. 没有修改或删减。 3. 至少 4 个主题，每个主题最少 3 个绘制元素
2. 临床表现	胸闷、气促，咳嗽、咳痰，食欲减退，下肢水肿等	
3. 饮食	低盐、多食蔬果、预防便秘、戒烟酒等	
4. 运动	运动方式、时间、程度等	

3-4-2　慢性心功能不全老年人综合照护 PPT

3-4-3　慢性心功能不全老年人综合照护评价标准

3-4-4　下肢静脉血栓预防指导视频

3-4-5　压疮预防照护视频

【实战演练】

一、家庭场景

×××，女，67 岁，患高血压病 13 年。5 年前因“急性 ST 段抬高型心肌梗死”植入支架 1 枚，3 个月前发生心力衰竭，有“胸闷、气短，夜间不能平卧”等症状，治疗后老年人自觉症状较住院前缓解，遂出院。继续遵医嘱口服药物：阿司匹林肠溶片 100mg qd、硫酸氢氯吡格雷片 75mg qd、呋塞米片 20mg qd、替米沙坦片 40mg qd、瑞舒伐他汀钙片 10mg qn。她与老伴一起居住，日常生活由老伴和照护员照护。照护员经与老伴沟通得知，她喜欢吃肉，饭菜中如果没肉她生气。今天吃早饭时由于没肉与老伴生气，感到头晕

头痛。作为照护员,请完成以下任务:

1.请书写案例照护计划。

2.请完成下列照护,但又不仅限于以下内容:

(1)请为老年人测量血压。

(2)请遵医嘱协助老人服药。

(3)请指导她改变不良的生活方式及慢性心功能不全健康教育。

3.请在照护实施后撰写反思报告。

二、长期照护中心场景

×××,女,72岁,患高血压病10年。2年前因“急性ST段抬高型心肌梗死”植入支架1枚,6个月前发生心力衰竭。现遵医嘱口服:阿司匹林肠溶片100mg qd、硫酸氢氯吡格雷片75mg qd、呋塞米片20mg qd、替米沙坦片40mg qd、瑞舒伐他汀钙片10mg qn。因女儿在外地工作无人照护,入住护养院。近几日,患中耳炎,左耳痛、耳鸣,影响晚上睡眠。她非常想念女儿,心情较为低落。现在是早上8点钟,作为照护员,请完成以下任务:

1.请书写案例照护计划。

2.请完成下列照护,但又不仅限于以下内容:

(1)请为其进行心理照护。

(2)请为她应用滴耳剂。

(3)请评估她的吞咽功能并协助进食早饭。

3.请根据案例绘制慢性心功能不全健康教育海报。

(李会仿　袁　葵)

班级		姓名		学号	

项目四　老年人常见神经系统疾病综合照护

任务一　头晕、眩晕老年人的综合照护

学习目标

技能目标

1. 能正确评估老年人的身体、功能、环境等状况，并给予针对性指导。
2. 能对头晕、眩晕老年人实施正确及时的照护。
3. 能观察并发现老年人及其家属心理变化并进行心理疏导。
4. 能向老年人提供合适的社会支持和帮助。
5. 能在照护时避免不安全因素，保证老年人的安全。
6. 能向老年人及其家属进行疾病相关知识的宣教。

素质与思政目标

1. 保持良好的职业行为，有良好的仪表、举止、语言、态度。
2. 尊重老年人的文化和宗教信仰；尊重老年人有接受和拒绝照护的自主性和权力。
3. 具备同理心、爱心、耐心、细心。
4. 在合适的情景下，与老年人进行开放式或闭合式交流，采用合适的教育方法。
5. 遵循健康、安全、卫生标准及规则，遵守相关法规。
6. 能讨论出新的安全的工作方式以改善老年人的生活质量和幸福程度。
7. 能够给老年人以及时的鼓励与肯定。

头晕、眩晕是老年人常见病，发作时伴有恶心、呕吐、血压下降等症状，也是导致老年人负面情绪严重、生活质量明显下降的重要原因。对于发生头晕、眩晕的老年人照护应侧重于疾病治疗、生活照护、心理支持及健康教育，同时给予必要的社会支持与帮助，最大程度地提高老年人的生活质量。大多数老年人都会有头晕目眩的症状产生，下面以日间照料中心照护为例进行头晕、眩晕老年人的综合照护。

【情景导入】

×××，女，72 岁，患高血压病 10 年。家住 1 楼，与儿子住在一起，性格开朗，喜好书法。今日在社区活动中心参加活动时突然有些眩晕，进食、行走等均需要协助。活动中心人员急忙将她送到隔壁的日间照料中心，平卧后情况有所好转。因她已报名 3 天后的书法联谊会，担心无法参加，出现焦虑情绪。

4-1-1 头晕、眩晕老年人综合照护学习任务单

【照护任务】

1. 请书写案例照护计划。
2. 请完成下列照护，但又不仅限于以下内容：
(1)请协助她进食。
(2)请于饭后使用轮椅送她回家，并向家人说明情况。
3. 请根据你的照护完成高血压健康教育海报。

【拓展与思考】

1. 什么是头晕、眩晕？头晕、眩晕的原因有哪些？头晕、眩晕会对生活造成哪些影响？
2. 协助老年人进食时需选用哪种体位？
3. 可以从哪些角度进行老年人的情绪安抚？
4. 对头晕、眩晕的老年人应该从哪些方面做好健康宣教？
5. 轮椅运送头晕、眩晕的老年人时应该注意哪些问题？
6. 如何向老年人家属说明情况？如何对家属进行健康宣教？

【案例分析】

1. 病情分析：老年人患高血压病 10 年，今日在社区活动中心参加活动时突然有些眩晕，进食、行走等均需要协助。

2. 心理分析：①疾病原因，患高血压病 10 年，今日在社区活动中心参加活动时突然有些眩晕，会紧张、担心；②生活自理原因，眩晕后进食、行走均需帮助，自理能力下降，有焦虑；③社会支持原因，因她已报名 3 天后的书法联谊会，担心无法参加，出现焦虑情绪，做好心理疏导。

3. 照护分析：老年人在活动时突然出现眩晕，生活自理能力下降，需要协助老年人进食；轮椅运送老年人回家时方法要正确，并且需要密切关注，保证安全。

4. 健康教育分析：老年人有高血压病史 10 年，今日突发眩晕，应结合案例做好健康宣教。

5. 社会支持分析：老年人喜好书法，经常参加社区活动，需要社会支持。

【实际照护内容】

1. 请协助老年人进食。
2. 请于饭后使用轮椅送她回家，并向家人说明情况。
3. 为老年人进行情绪安抚，缓解焦虑紧张情绪。
4. 为老年人及其家属进行高血压与眩晕相关知识宣教，提供必要的社会支持与帮助。

【照护计划】

根据案例分析及任务要求，按照照护实施的逻辑顺序，制订该老年人的照护计划，填入表 4-1-1 中。

表 4-1-1　照护计划

照护任务	照护目标	照护依据	照护措施

【照护实施】

按如表 4-1-2 所示步骤实施照护。

表 4-1-2 照护实施步骤

步骤	照护内容	照护要点及沟通宣教示例
操作者准备	照护员穿着得体,洗手,必要时戴口罩	
核对	核实老年人身份信息	“奶奶,您好,我是您的照护员×××,请问您叫什么名字?家住在哪里?”
询问	询问老年人的感受、感觉及眩晕经过	询问老年人的感受和感觉,并了解老年人眩晕经过,了解眩晕大概时间及有无病史
评估	评估老年人情绪、肢体活动等情况	评估双上肢、双下肢活动情况并报告评估结果
解释说明	说明照护的目的与意义	说明照护的目的与意义,取得老年人配合,要注意情绪的安抚
用物准备	①治疗车上层:饮食卡、餐具、食物、餐巾(或毛巾)、餐巾纸、水杯(内盛温开水)、清洁口腔用具、记录单、笔、软垫 2 个、毛毯 1 块;②治疗车下层:医疗及生活垃圾桶	用物按照操作顺序合理摆放
协助进餐	①取体位;②测试食物温度;③协助用餐;④餐后清洁;⑤取舒适体位	进餐时取舒适体位。 用前臂内侧测试温度(以不烫手为宜)。 进餐时嘱老年人细嚼慢咽,以免发生呛咳。 一口食物的量以汤匙的 1/3 为宜。 进食后协助老年人漱口并保持进餐体位 30 分钟
安慰宣教	①强调控制情绪的重要性;②饮食照护;③建议老年人去医院做全面检查,了解眩晕的主要原因;④鼓励老年人积极参与到自我护理,养成良好的生活习惯和遵医用药行为,每天自我监测血压	宣教时应及时获取老年人的反馈,及时调整。 关注照护对象新增或突发的照护需求,并及时处理
检查轮椅	检查轮椅的把手、扶手、椅垫、椅背、安全带、刹车、大轮气压、小轮灵活度、脚踏板以及挡腿布	检查时按照一定顺序,如从前往后或从后往前。 挡腿布检查后应撤下
协助床上转移至轮椅	①轮椅至床旁,固定刹车,打开脚踏板;②协助老年人缓慢坐起,并转移至轮椅上,调整老年人体位,绑好安全带;③在背后放软枕,促进舒适,固定好架腿布	轮椅应该放在与床成 45°角位置。 及时询问有无头晕等不适,做到安全转运。 注意及时整理老年人的衣着。 关注照护对象新增或突发的照护需求,并及时处理

续表

步骤	照护内容	照护要点及沟通宣教示例
轮椅转运	轮椅转运至老人家中(过门槛,进电梯,出电梯,上坡,下坡,上台阶,下台阶)	过门槛,进电梯,出电梯,上坡,下坡,上台阶,下台阶出现任何一种都应该提前提示老年人,确保安全。 上坡和下坡轮椅都应该在高处;下坡时要注意观察后方地面情况。 进出电梯轮椅应该后进后出。 运送过程中密切观察老年人有无不适
健康宣教	①告知家属老年人今日眩晕情况;②建议家属带老年人去医院做全面检查;③告知家属老年人情绪焦虑原因;④做好安全教育	要注意及时正确应对老年人家属提出的问题
整理	整理床单位,整理物品	
记录	记录进食及转运过程中老年人的反应等情况	所有数据均记录,且数据真实,如:言语正常或模糊

【照护流程】

照护流程如图 4-1-1 所示。

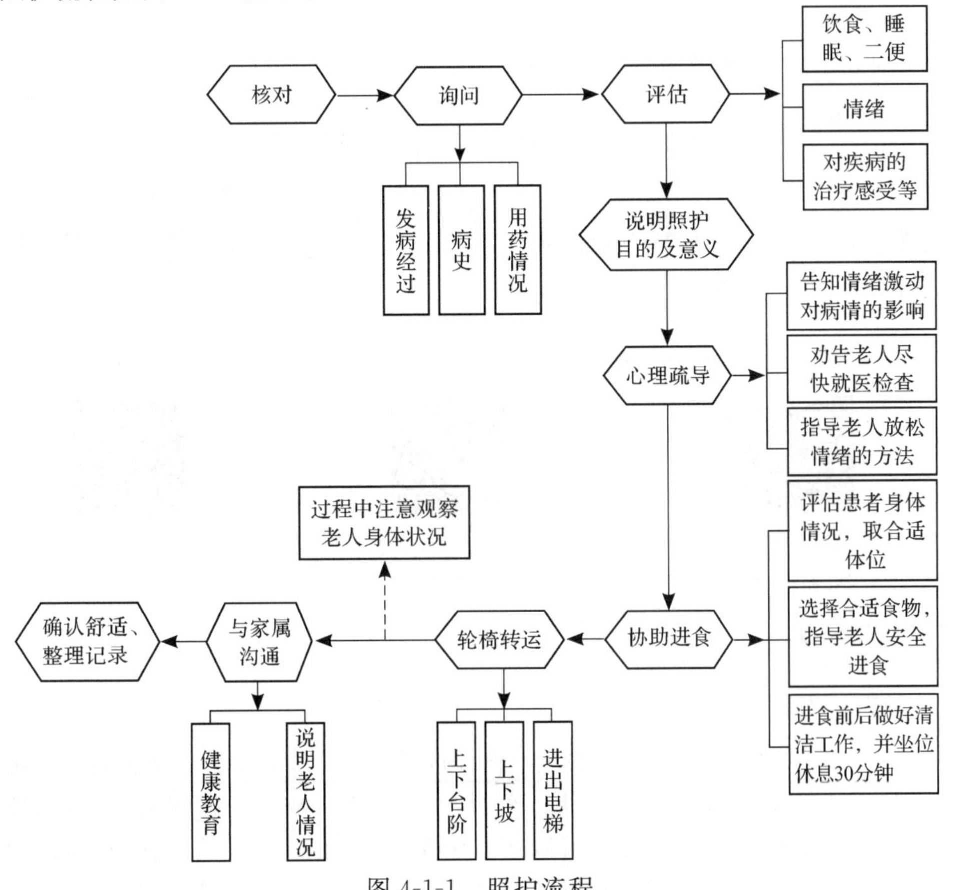

图 4-1-1　照护流程

【注意事项】

1. 协助老年人进食前要根据老年人的喜好选择食物并询问有无特殊需求。
2. 进餐后叮嘱老年人不能立即平卧，要保持进餐体位30分钟。
3. 用轮椅转运时应做好安全措施，及时提醒老年人，确保安全转运。
4. 居住在家的老年人及其家属应学会监测血压、正确用药及日常护理的方法。
5. 老年人情绪紧张或激动时会对疾病有影响，应做好情绪安抚和健康教育。
6. 应围绕案例实际情景实施照护，避免空洞、脱离实际。
7. 不仅仅是生理、心理的照护，还包括社会照护，要提供社会支持与帮助。

【绘制健康教育海报】

开展实际照护后，通过评估、交流、观察等方式发现照护对象及其家属在疾病照护、生活照护、心理照护、社会支持等方面存在的问题，有针对性地给予健康指导。对照护对象进行高血压健康教育，根据健康教育内容绘制海报，要求做到图文结合，通俗易懂，主题明确。这一主题的海报可从如表4-1-3所示角度来展开。

表4-1-3　健康教育海报的主题与内容

宣教主题	宣教内容	注意要求
1. 高血压的诱因	情绪激动、饮食油腻、抽烟、喝酒等	1. 字迹清晰。 2. 没有修改或删减。 3. 至少4个主题，每个主题最少3个绘制元素
2. 并发症发作时的症状及处理	一侧无力、口角歪斜、口齿不清、立即送医等	
3. 健康生活方式	可吃蔬菜、水果、粗粮；少吃肥肉、盐、高胆固醇食物；要合理运动，如散步、打太极；要控制情绪等	
4. 医疗照护	按时用药、监测血压、定期复诊、不自行停药等	

4-1-2　头晕、眩晕老年人综合照护PPT

4-1-3　头晕、眩晕老年人综合照护评价标准

4-1-4　轮椅使用视频

【实战演练】

一、养老机构场景

×××，女，72岁。已退休，入住养老机构，平日寡言少语，也不爱活动。能正常沟通，因腿部肌肉无力，平日需要使用助行车行走。3天前，她突然感到头晕目眩，摔倒在浴室内，右前臂有挫伤，照护员迅速将她送往医院进行观察，医生给予伤口包扎。目前，她已返回机构。今日，需要给她进行换药。作为照护员，请完成以下任务：

1. 请书写案例照护计划。

2. 请完成下列照护，但又不仅限于以下内容：

(1)请为她换药及伤口包扎。

(2)请教会她使用手杖训练腿部肌肉力量。

3. 请在照护完成后撰写反思报告。

二、家庭场景

×××，女，72岁，患冠心病20年。5年前体检诊断为脑萎缩。2年前逐渐出现记忆力减退、反应迟钝、行动迟缓，昨日独自上洗手间时，因起身过快突发头晕，在床旁跌倒，左肘部轻微擦伤，社区医生上门查看并包扎处理，目前已无大碍，与老伴共同居住。平时喜欢听戏。育有1子，在外地工作。作为照护员，请完成以下任务：

1. 请书写案例照护计划。

2. 请完成下列照护，但又不仅限于以下内容：

(1)请为她测量血压。

(2)请为她进行记忆力、注意力、计算力和逻辑思维能力训练。

3. 请根据案例绘制预防跌倒健康教育海报。

（冯乐玲　高　甄）

任务二 脑卒中急性期老年人的综合照护

学习目标

技能目标

1. 能正确进行脑卒中急性期的病情观察。
2. 能对脑卒中急性期老年人实施正确及时的照护。
3. 能正确转运脑卒中急性期老年人。
4. 能观察并发现老年人及其家属心理变化并进行心理疏导。
5. 能向老年人提供合适的社会支持和帮助。
6. 能在照护时避免不安全因素,保证老年人的安全。
7. 能向老年人及其家属进行疾病相关知识的宣教。

素质与思政目标

1. 保持良好的职业行为,有良好的仪表、举止、语言、态度。
2. 尊重老年人的文化和宗教信仰;尊重老年人有接受和拒绝照护的自主性和权力。
3. 具备同理心、爱心、耐心、细心。
4. 在合适的情景下,与老年人进行开放式或闭合式交流,采用合适的教育方法。
5. 遵循健康、安全、卫生标准及规则,遵守相关法规。

脑卒中的老年人,由于疾病的影响,肢体功能会存在不同程度的障碍,给生活自理带来一定的影响,继而会造成心理等各方面的问题。曾经发生过脑梗,如果照护不当,就会有再次发生的风险,这不仅给老年人及其家属带来身体上、生活上的影响,也会带来心理上的影响。因此,处于急性期的老年人,照护应侧重于疾病治疗、生活照护、心理支持及健康教育,同时给予必要的社会支持与帮助,尽最大程度提高老年人的生活质量。处于急性期的老年人一般入住专业医疗机构获得照护,下面以入住医院神经内科照护为例进行脑卒中急性期老年人的综合照护。

【情景导入】

×××,男,76 岁。今天早上老伴发现他言语不清,右侧肢体无力,马上拨打 120。40 分钟后到达医院急诊室,初步诊断为脑梗死。他有高血压病史 30 年,5 年前曾发生过脑梗死。医嘱给予监测生命体征及 CT 检查。他有两个女儿,但都不住在附近。他和老伴非常焦虑,急切想知道目前的病情及处理方法。

【照护任务】

1. 请书写案例照护计划。

2. 请完成下列照护，但又不仅限于以下内容：

(1)请给老年人测量血压。

(2)请将老年人从床上扶起转移至轮椅上推至CT室。

3. 请根据你的照护撰写一份反思报告。

4-2-1 脑卒中急性期老年人综合照护学习任务单

【拓展与思考】

1. 该老年人进行CT检查前为何要测血压？
2. 送去做检查前，老年人的血压值需要在什么范围内，为什么？
3. 急性脑梗死老年人体位转移和轮椅运送时应该注意哪些问题？
4. 对脑卒中急性期老年人应该从哪些方面做好健康宣教？
5. 可以从哪些角度切入进行老年人及其家属的情绪安抚？

【案例分析】

1. 病情分析：今天早上老伴发现他言语不清，右侧肢体无力，马上拨打120。40分钟后到达医院急诊室，初步诊断为脑梗死。他有高血压病史30年，5年前曾发生过脑梗死。

2. 心理分析：①疾病原因。5年前脑梗死，现在再次发生，会有紧张、焦虑情绪。②社会支持原因。2个女儿住得远，老伴一个人没有更多支持，也会导致紧张、无措。分析老年人焦虑的原因，从多角度去考虑和解决问题，做好心理疏导。

3. 照护分析：爷爷是脑梗急性发作，一侧肢体无力，这一时期的老年人病情变化快，轮椅运送去检查时方法要正确，并且需要密切关注病情变化，保证安全；爷爷言语不清，照护时要选择正确沟通方式；老年人存在紧张焦虑的情绪，会对血压造成影响。

4. 健康教育分析：5年前发生脑梗死，这次脑梗死急性发作，非常担心焦虑，应结合案例做好健康宣教。

5. 社会支持分析：脑梗再次发作后，爷爷和老伴都非常焦虑、紧张，但是老人的两个女儿不住在附近，需要提供必要的社会支持。

【实际照护内容】

1. 为老年人测量血压，明确血压值，确认是否能够转运做检查。
2. 协助老年人从床上转移至轮椅，轮椅运送至CT室；做到安全正确转运。
3. 为老年人进行情绪安抚，缓解紧张焦虑情绪。
4. 为老年人进行脑梗死相关知识宣教，提供必要的社会支持与帮助。

【照护计划】

根据案例分析及任务要求，按照照护实施的逻辑顺序，制订该老年人的照护计划，填入表4-2-1中。

表 4-2-1 照护计划

照护任务	照护目标	照护依据	照护措施

【照护实施】

按如表 4-2-2 所示步骤实施照护。

表 4-2-2　照护实施步骤

步骤	照护内容	照护要点及沟通宣教示例
操作者准备	照护员穿着得体，洗手，必要时戴口罩	
核对	核实老年人身份信息	“爷爷，您好，我是您的照护员×××，请问您叫什么名字？奶奶，爷爷叫什么名字？让我看下爷爷的手腕带。”
询问	询问老年人需求及发病经过	询问需求及发病经过，了解发病大概时间。病人与家属此时会有焦虑情绪，急切追问病情，照护员要会合理应对
评估	评估老年人情绪、肢体活动等情况	评估双上肢、双下肢活动情况，报告评估情况
解释说明	说明照护的目的与意义	说明照护的目的与意义，取得老年人配合，要注意情绪的安抚
用物准备	①治疗车上层：血压计、听诊器、记录单、笔、洗手消毒液、软垫 2 个、毛毯 1 块；②治疗车下层：医疗及生活垃圾桶	用物按照操作顺序合理摆放。 检查血压计及听诊器的质量
取体位	取平卧位	协助老年人取平卧位，头部可略抬高 10°～15°，以老年人舒适为宜
测量血压	①取体位；②缠血压计袖带；③戴听诊器，充气，放气；④测量完毕，排尽袖带余气，关闭水银槽开关，整理妥善	测量时保持安静。 注意应在健侧肢体测量血压。 血压计零点要与肱动脉、心脏均在同一水平。 袖带下缘距肘窝 2～3cm，松紧以能放入一指为宜。 充气至肱动脉搏动消失再升高 20～30mmHg，听诊器胸件不可塞入袖带内。 血压测量放气时的速度 3～4mmHg/s。 注意做好人文关怀，如及时拉好衣袖
报告血压值	报告血压值并安慰老年人	
检查轮椅	检查轮椅的把手、扶手、椅垫、椅背、安全带、刹车、大轮气压、小轮灵活度、脚踏板以及架腿布	检查时按照一定顺序，如从前往后或从后往前。 架腿布检查后应撤下

续表

步骤	照护内容	照护要点及沟通宣教示例
协助床上转移至轮椅	①推轮椅至床旁，固定刹车，打开脚踏板；②协助老年人缓慢坐起，并转移至轮椅上；调整老年人体位，绑好安全带；③在背后及患肢各放一软枕，促进舒适；固定好架腿布	轮椅应该放在老年人坐起后的健侧，方便从床上转移至轮椅。 协助从平卧位变成床上坐位时，从床边转移至轮椅时，嘱咐老年人不可用力，及时询问有无不适，做到安全转运。 注意及时整理老年人的衣着。 注意老年人可能会有配合不当的问题
轮椅转运	①轮椅转运至CT室（过门槛，进电梯，出电梯，上坡，下坡，上台阶，下台阶）；②CT室转运回床旁	过门槛，进电梯，出电梯，上坡，下坡，上台阶，下台阶，任何一种情况都应该提前提示老年人，确保安全。 上坡和下坡轮椅都应该在高处；下坡时要注意观察后方地面情况。 轮椅进出电梯时应该遵循老年人后进后出原则。 运送过程中密切观察老年人有无意识变化，是否有头痛、恶心呕吐等症状
从轮椅转运回床上	①推轮椅至床旁，固定刹车，打开脚踏板；②协助老年人缓慢转移至床边；③协助老年人躺下，盖好被子	轮椅应该放在老年人的健侧靠近床的位置，方便从轮椅转移至床上。 协助体位转移时嘱咐老年人不可用力，及时询问有无不适，做到安全转运。 注意及时整理老年人的衣着。 关注照护对象新增或突发的照护需求
安慰宣教	①强调控制情绪的重要性；②饮食照护；③良肢位安置；④肢体功能锻炼；⑤鼓励老年人积极参与自我护理，养成良好的生活习惯和遵医用药行为；⑥每天自我监测血压，积极配合进行康复训练	宣教时应及时获取老年人的反馈，及时调整。 宣教要有逻辑顺序，突出当下重点。目前应该是急性期的宣教，比如情绪、排便、体位、饮食等；功能锻炼和后期康复训练应该强调在病情稳定后进行。 要注意及时正确应对老年人提出的问题
整理	①整理老年人的床单位，确认环境舒适；②床旁铃放在床旁；③拉起床栏，确保安全	
记录	记录血压值及转运过程中老年人的反应等情况	所有数据均记录，且数据真实

【照护流程】

照护流程如图 4-2-1 所示。

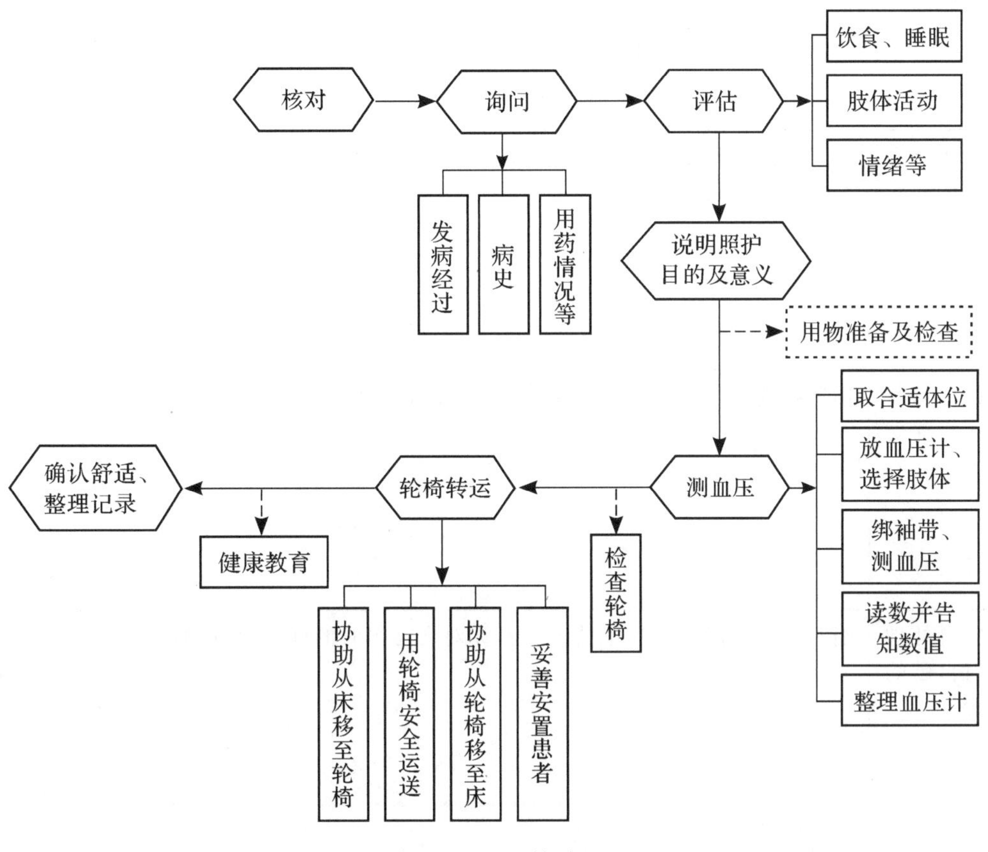

图 4-2-1　照护流程

【注意事项】

1. 避免影响血压测量的因素，做好情绪安抚，测量前确认老年人无进食、饮水、吸烟、沐浴、冷热敷、剧烈运动等情况，如有，需等待 30 分钟后再测量。

2. 脑梗死急性期老年人应避免用力，照护时要给予必要协助并且告知老年人。

3. 合理选择测量部位，老年人有一侧肢体偏瘫，应选择健侧肢体测量。

4. 轮椅转运时注意轮椅摆放位置，应让老年人能够做到“健侧上健侧下”。

5. 轮椅转运时应做好安全措施，及时观察并提醒老年人，确保安全转运。

6. 再次脑梗者及家属会有对疾病的担心，应做好情绪安抚和健康教育。

7. 应围绕案例实际情景实施照护，避免空洞、脱离实际。

8. 不仅仅是生理、心理的照护，还包括社会照护，要提供社会支持与帮助。

【照护反思】

开展实际照护后，根据照护员在照护实施中的问题书写反思报告(表 4-2-3)，描述本次照护的大概情况，照护中做得好的地方；描述本次照护中存在的问题，分析并找出原因，提出解决问题的办法，促进自我提升。

表 4-2-3　反思报告

1.描述要反思的事件	描述在本项目中某一个你需要反思的学习事件，描述发生了什么。
2.描述当时的真实感受	描述在这一学习事件过程中，你的感受和想法。
3.应对处理及对自己的评价	当时你是如何应对这个情况的？你对自己当时的处理评价如何？ 评价 1： 评价 2：
4.分析原因	具体分析造成不足的原因。
5.提升及改进	你将采取哪些措施去改进和提升，去克服困难和解决问题？如果再遇到类似情况，你将会有哪些不同的做法和改变？

4-2-2　脑卒中急性期老年人综合照护 PPT

4-2-3　脑卒中急性期老年人综合照护评价标准

【实战演练】

医院场景

×××，女，66 岁，退休干部，患高血压病 15 年，10 天前突发脑卒中，被及时送往医院治疗。目前右侧肢体偏瘫，日常生活需要他人协助，她觉得很不方便，经常低声哭泣，想让自己快点好起来。有一个儿子，远在外省工作。今天上午吃早餐时她不小心把床单弄脏了，作为照护员，请完成以下任务：

1. 请书写案例照护计划。

2. 请完成下列照护，但又不仅限于以下内容：

(1)请帮她更换床单。

(2)请提供心理支持，帮助她缓解情绪。

(3)请指导她预防下肢静脉血栓形成。

3. 请根据案例绘制康复训练海报。

（袁　葵　余锡芬）

任务三　脑卒中恢复期老年人的综合照护

学习目标

技能目标

1. 能正确评估老年人的身体、功能、居住环境等状况，并给予针对性指导。
2. 能协助老年人进行生活照料，如穿脱衣服、更换床单、协助进食、翻身等。
3. 能为老年人制订康复计划表并督促老年人进行康复训练。
4. 能指导并协助老年人使用辅具进行康复训练。
5. 能观察并发现老年人心理变化并进行心理疏导。
6. 能在照护时识别并避免不安全因素，保证老年人的安全。
7. 能为老年人及其家属提供社会支持与帮助。
8. 能为老年人进行脑卒中恢复期相关知识的宣教。

素质与思政目标

1. 保持良好的职业行为，有良好的仪表、举止、语言、态度。
2. 尊重老年人的文化和宗教信仰；尊重老年人有接受和拒绝照护的自主性和权力。
3. 具备同理心、爱心、耐心、细心。
4. 在合适的情景下，与老年人进行开放式或闭合式交流，采用合适的教育方法；能够给老年人以及时的鼓励与肯定。
5. 遵循健康、安全、卫生标准及规则，遵守相关法规。
6. 能讨论出新的安全的工作方式以改善老年人的生活质量和幸福程度。

患脑卒中的老年人，由于疾病的影响，肢体功能会存在不同程度的障碍，给生活自理带来一定影响，继而会造成心理等各方面的问题。因此，处于恢复期的老年人，照护应侧重于以功能恢复与维持为主的康复锻炼、生活照护和心理支持，同时给予必要的社会支持与帮助，最大程度提高老年人的生活质量。大多数处于恢复期的老年人一般采取社区、居家照护或者入住养老机构获得照护，下面以入住养老机构照护为例进行脑卒中恢复期老年人的综合照护。

【情景导入】

×××，女，78 岁。3 年前突发脑卒中，导致右侧肢体偏瘫，虽进行康复训练，但恢复效果差。每日穿脱衣裤等部分生活需要协助，她觉得很不方便，有些焦虑，目前在养老院接受照护。她平日寡言少语，近期偶感风寒，出现低热。丈夫在 2 年前去世，育有 2 个儿子，因工作忙，每月只能来养老院探视一次。

【照护任务】

1.请书写案例照护计划。

2.请完成下列照护，但又不仅限于以下内容：

(1)请给老年人测量体温。

(2)请协助老年人完成穿脱衣服。

3.请根据你的照护撰写一份反思报告。

4-3-1　脑卒中恢复期老年人综合照护学习任务单

【拓展与思考】

1.什么是偏瘫？如何判断偏瘫肢体的活动情况？生活、治疗等会不会受到影响？

2.老年人的体温可能有哪几种情况？如何向老年人解释宣教？

3.老年人近期为何会情绪不佳？为何会寡言少语，觉得不方便？

4.对脑卒中恢复期老年人应该从哪些方面做好健康宣教？

5.可以从哪些角度进行老年人的情绪安抚？

6.老年人穿脱衣服时，是照护员完全帮助她穿脱还是让她学会自己穿脱？

【案例分析】

1.病情分析：老年人3年前脑卒中后右侧肢体偏瘫，进行康复训练后，恢复效果一般，目前感染风寒，有低热。

2.心理分析：根据案例描述，导致老年人情绪问题可能有以下几个因素：①疾病原因。老年人脑卒中3年，肢体功能恢复效果一般，心理上会有挫败无力感；另外，目前有低热，可能会担心此次病情。②生活自理原因。每日生活需要照顾，觉得不方便，会有焦虑情绪。③社会支持原因。丈夫2年前去世，2个儿子因工作忙每月只能来养老院探视一次，可能会因思念家人，导致情绪不佳。分析老年人焦虑的原因，从多角度去考虑和解决问题，做好心理疏导。

3.照护分析：老年人右侧肢体偏瘫，在给予体温测量与穿脱衣服指导时应关注到这个问题；照护中及时给予老年人鼓励与表扬，以树立老年人继续康复锻炼的信心。

4.健康教育分析：老年人有低热及偏瘫，应结合案例做好健康宣教。

5.社会支持分析：案例中相关信息较少，需要进一步沟通以判断是否需要经济、社会等方面的支持与帮助。

【实际照护内容】

1.为老年人测量体温，明确体温值。

2.穿脱衣服，协助老年人完成穿脱衣服训练，老年人能学会自主穿脱衣服。

3.为老年人进行情绪安抚，缓解焦虑紧张情绪。

4.为老年人进行发热及疾病相关知识宣教，提供必要的社会支持与帮助。

【照护计划】

根据案例分析及任务要求，按照照护实施的逻辑顺序，制订该老年人的照护计划，填入表4-3-1中。

表4-3-1 照护计划

照护任务	照护目标	照护依据	照护措施

【照护实施】

按如表 4-3-2 所示步骤实施照护。

表 4-3-2　照护实施步骤

步骤	照护内容	照护要点及沟通宣教示例
操作者准备	照护员穿着得体，洗手，必要时戴口罩	
核对	核实老年人身份信息	“奶奶，您好，我是您的照护员×××，请问您叫什么名字？”
询问	询问老年人的感受和感觉	询问老年人的感受和感觉，如饮食、睡眠、情绪、二便、疾病症状等
评估	评估老年人情绪、肢体活动等情况，30 分钟前有无活动、进食等情况	评估并报告评估结果
解释说明	说明照护的目的与意义	说明照护的目的与意义，取得老年人配合，要注意情绪的安抚
用物准备	①治疗车上层：消毒体温计盒子（内有体温计）、记录单、笔、洗手消毒液、污物盒（放用过体温计）、衣服；②治疗车下层：医疗及生活垃圾桶	用物按照操作顺序合理摆放
测量体温	①取体位；②选肢体部位；③告知测量时配合要求；④清洁腋下；⑤检查体温计；⑥测量；⑦取体温计；⑧读数值	测量时保持安静。 注意应在健侧肢体测量体温。 测量前体温计数值要在 35℃以下。 测量时，上臂夹紧，弯曲肘部，然后手放对侧肩部。 测量时间符合要求。 做好健康宣教，至少包含 4 个主题
报告体温值	报告体温值并安慰老年人	
处理用物	正确处理体温计	
取体位	取床上坐位	安置的体位要求舒适、安全
穿衣服	①讲解穿衣服要领；②协助指导老年人穿患侧衣袖；③协助指导老年人穿健侧衣袖；④协助指导老年人扣纽扣；⑤协助指导老年人整理衣着	先穿患侧后穿健侧。 及时给予鼓励与表扬。 做好情绪安抚和康复宣教。 关注老年人的学习情况，给予及时协助与指导。 关注照护对象新增或突发的需求，并及时处理
脱衣服	①讲解脱衣服要领；②协助指导老年人解纽扣、拉拉链；③协助指导老年人脱健侧衣袖；④协助指导老年人脱患侧衣袖；⑤协助指导老年人整理衣着	先脱健侧后脱患侧。 及时给予鼓励与表扬，做好情绪和康复宣教。 关注老年人的学习情况，给予及时的协助与指导。 关注照护对象新增或突发的需求，并及时处理

续表

步骤	照护内容	照护要点及沟通宣教示例
整理	①整理老年人的床单位,确认环境舒适;②整理物品;③床旁铃放在便于拿取的位置;④拉起床栏,确保安全	
记录	记录体温值及老年人穿脱衣服学习及反应等情况	所有数据均记录,且数据真实

【照护流程】

照护流程如图 4-3-1 所示。

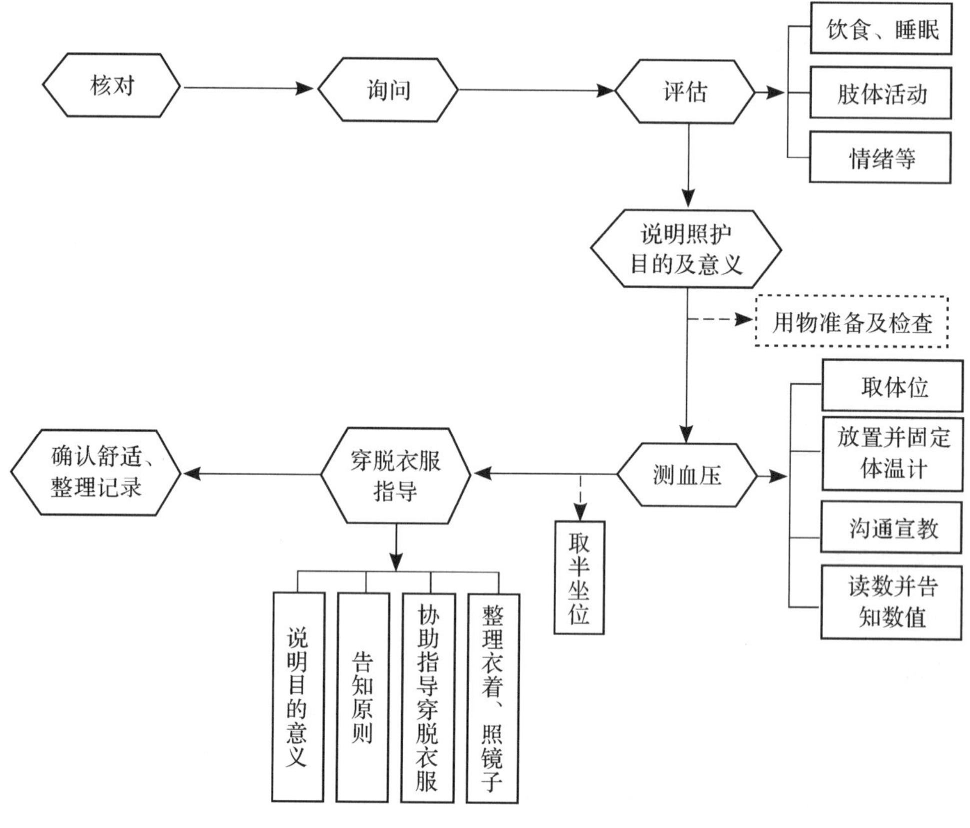

图 4-3-1　照护流程

【注意事项】

1. 避免影响体温测量的因素,做好情绪安抚,测量前 30 分钟确认老年人无进食、饮水、吸烟、沐浴、冷热敷、剧烈运动等情况。

2. 合理选择测量部位,若老年人有一侧肢体偏瘫,应选择健侧肢体。

3. 测量体温时,注意测量的体位和正确姿势。

4. 穿脱衣服，应遵循“先穿患侧再穿健侧，先脱健侧再脱患侧”的原则。

5. 脑卒中恢复期老年人，由于一侧肢体功能障碍，部分生活不能自理需要依赖他人，可能会有焦虑情绪，应做好情绪安抚和健康教育。

6. 应围绕案例实际情景实施照护，避免空洞、脱离实际。

7. 不仅仅是生理、心理的照护，还包括社会照护，要提供社会支持与帮助。

【照护反思】

开展实际照护后，根据照护员在照护实施中的问题书写反思报告(表 4-3-3)，描述本次照护的大概情况，照护中做得好的地方；描述本次照护中存在的问题，分析并找出原因，提出解决问题的办法，促进自我提升。

表 4-3-3　反思报告

1. 描述要反思的事件	描述在本项目中某一个你需要反思的学习事件，描述发生了什么。
2. 描述当时的真实感受	描述在这一学习事件过程中，你的感受和想法。
3. 应对处理及对自己的评价	当时你是如何应对这个情况的？你对自己当时的处理评价如何？ 评价 1： 评价 2：
4. 分析原因	具体分析造成不足的原因。
5. 提升及改进	你将采取哪些措施去改进和提升，去克服困难和解决问题？如果再遇到类似情况，你将会有哪些不同的做法和改变？

4-3-2 脑卒中恢复期老年人综合照护 PPT

4-3-3 脑卒中恢复期老年人综合照护评价标准

4-3-4 穿脱开襟衫训练

4-3-5 吞咽操

【实战演练】

一、家庭场景

×××，男，75 岁。1 个月前因“脑出血”住院治疗，左侧肢体偏瘫。出院后一直卧床至今。患病前喜欢运动，因不能活动而情绪低落，希望尽快恢复活动能力。生活规律，不吸烟，已戒酒 10 年，喜欢听戏，爱干净。退休前是一名机关干部，育有一子居住在外地，定期回家看望。今晨，他因吃早饭时不小心将菜汤洒到床单上，无法自行处理。作为照护员，请完成以下任务：

1. 请书写案例照护计划。

2. 请完成下列照护，但又不仅限于以下内容：

(1)请帮他更换床单。

(2)请根据情况指导他进行床上桥式训练。

(3)请给予他脑出血健康教育。

3. 请在照护完成后撰写反思报告。

二、日间照护中心场景

×××，女，68 岁，患高血压病 15 年，1 个月前因意识不清、右侧肢体偏瘫，被家人送入医院，诊断为脑血栓。经治疗后生命体征和病情稳定，但右侧肢体无力、说话口齿不太清楚；3 天前出院回家，大部分时间卧床，因担心摔倒很少下床；老年人吃饭速度很慢，饮水时偶有呛咳，日常生活大部分需要丈夫协助，丈夫脾气不太好，有时向她发脾气。女儿已结婚，住在 50km 外的某小区。今日因丈夫要去看望摔伤的女儿，将其送到日间照护中心。她很沮丧，觉得自己是家里的累赘，感觉生活失去意义。作为照护员，请完成以下任务：

1. 请书写案例照护计划。

2. 请完成下列照护，但又不仅限于以下内容：

(1)请提供心理支持，帮助她缓解情绪。

(2)请评估她的吞咽功能并进行口唇舌及吞咽训练指导。

(3)请评估她的肌力并进行肌力训练。

(4)请指导并鼓励她使用拐杖。

3. 请根据案例绘制脑血塞疾病健康教育海报。

（袁　葵　李水浓）

任务四　认知功能障碍老年人的综合照护

学习目标

技能目标

1. 能正确评估老年人的认知、身体、功能、居住环境等状况，并给予针对性指导。
2. 能协助老年人进行生活照料，如穿脱衣服、更换床单、协助进食、翻身等。
3. 能为老年人制订康复计划表并督促老年人进行康复训练。
4. 能指导并协助老年人使用辅具进行康复训练。
5. 能观察并发现老年人心理变化并进行心理疏导。
6. 能在照护时避免不安全因素，保证老年人的安全。
7. 能向老年人及其家属提供社会支持与帮助。
8. 能向老年人进行认知功能障碍相关知识的宣教。

素质与思政目标

1. 保持良好的职业行为，有良好的仪表、举止、语言、态度。
2. 尊重老年人的文化和宗教信仰；尊重老年人有接受和拒绝照护的自主性和权力。
3. 具备同理心、爱心、耐心、细心。
4. 在合适的情景下，与老年人进行开放式或闭合式交流，采用合适的教育方法。
5. 遵循健康、安全、卫生标准及规则，遵守相关法规。
6. 能讨论出新的安全的工作方式以改善老年人的生活质量和幸福程度。
7. 能够给老年人以及时的鼓励与肯定。

认知功能障碍的老年人在日常生活中会不同程度地出现记忆力、注意力、定向力、计算力、逻辑思维能力等方面的障碍。大多认知功能障碍的老年人早期表现为记忆力下降，对家庭、生活带来一定影响，继而会造成心理等各方面的问题。认知功能障碍老年人需要最大限度地保持认知能力，提高生活自理能力，以便较好地发挥残存功能。同时，给予必要的社会支持与帮助，最大程度地提高老年人的生活质量。大多数认知功能障碍的老年人一般采取社区、居家照护或者入住养老机构获得照护，下面以入住养老机构照护为例进行认知功能障碍老年人的综合照护。

【情景导入】

×××，男，85 岁。患高血压病 40 余年，半年前脑梗死复发，导致左侧肢体麻木、无力，在家人的协助下能行走。近期记忆力下降明显，经常忘记老花镜在哪里，现已入住养老机构。因环境陌生又没有家人陪伴，经常失眠。退休前是大学教授，育有 3 个女儿。入院前与小女儿生活，他最喜欢的外孙女今年已上学。

4-4-1 认知功能障碍老年人综合照护学习任务单

【照护任务】

1. 请书写案例照护计划。

2. 请完成下列照护,但又不仅限于以下内容:

(1)请协助他进行床上翻身训练。

(2)请指导他进行记忆力、注意力、计算力和逻辑思维能力的训练。

3. 请根据你的照护撰写一份反思报告。

【拓展与思考】

1. 什么是认知功能障碍?如何判断认知功能障碍的程度?认知功能障碍的老年人生活会受到哪些影响?

2. 如何为老年人进行床上翻身训练?如何向老年人解释宣教?

3. 老年人近期出现失眠,如何帮助老人改善睡眠情况?

4. 对有认知功能障碍的老年人应该从哪些方面做好健康宣教?

5. 可以从哪些角度切入进行老年人的情绪安抚?

6. 可以用哪些方法对老年人进行记忆力、注意力、计算力和逻辑思维能力的训练?

【案例分析】

1. 病情分析:老年人半年前脑梗死复发,导致左侧肢体麻木、无力,在家人的协助下能行走,近期记忆力下降,经常忘记老花镜在哪里。

2. 心理分析:根据案例,导致情绪问题可能有以下几个因素:①疾病原因。脑卒中半年,左侧肢体麻木、无力,在家人的协助下能行走,心理上会有挫败无力感。②生活自理原因。近日记忆力下降明显,经常会忘记老花镜放在哪里,每日生活需要照顾,有焦虑。③社会支持原因。退休前是大学教授,最近刚入住养老院,环境陌生经常会失眠,可能会思念家人,导致情绪不佳。分析老年人焦虑的原因,从多角度去考虑和解决问题,做好心理疏导。

3. 照护分析:老年人左侧肢体偏瘫,在给予翻身训练时应关注到这个问题;照护中及时给予老年人鼓励与表扬,以树立老年人继续康复锻炼的信心。

4. 健康教育分析:老年人有认知功能障碍、偏瘫及失眠,应结合案例做好健康宣教。

5. 社会支持分析:案例中相关信息较少,需要进一步沟通以判断是否需要经济、社会等方面的支持与帮助。

【实际照护内容】

1. 协助老年人进行床上翻身训练,学会自主翻身。

2. 指导老年人进行记忆力、注意力、计算力和逻辑思维能力的训练。

3. 为老年人进行情绪安抚,缓解陌生环境带来的紧张情绪,减轻失眠。

4. 为老年人进行认知功能障碍相关健康知识宣教,提供必要的社会支持与帮助。

【照护计划】

根据案例分析及任务要求，按照照护实施的逻辑顺序，制订该老年人的照护计划，填入表 4-4-1 中。

表 4-4-1　照护计划

照护任务	照护目标	照护依据	照护措施

【照护实施】

按如表 4-4-2 所示步骤实施照护。

表 4-4-2 照护实施步骤

步骤	照护内容	照护要点及沟通宣教示例
操作者准备	照护员穿着得体,洗手,必要时戴口罩	
核对	核实老年人身份信息	“爷爷,您好,我是您的照护员×××,请问您叫什么名字?让我看下您的手腕带。”
询问	询问老年人的感受和感觉	询问老年人的感受和感觉,如饮食、睡眠、情绪、二便、疾病症状等
评估	评估老年人情绪、肢体活动等情况	评估并报告评估结果
解释说明	说明照护的目的与意义	说明照护的目的与意义,取得老年人配合,要注意情绪的安抚
用物准备	①治疗车上层:水杯、毛巾、记录单、笔、洗手消毒液、卡片、老人书写的本子和笔;②治疗车下层:医疗及生活垃圾桶	用物按照操作顺序合理摆放
床上 翻身训练	①讲解床上翻身的要领;②协助指导老年人向患侧翻身;③指导老年人自主向患侧翻身;④协助指导老年人向健侧翻身;⑤指导老年人自主向健侧翻身	及时给予鼓励与表扬。 做好情绪和康复宣教。 关注老年人的学习情况,给予及时协助与指导,过程中保护老人安全。 关注照护对象新增或突发的照护需求,并及时处理
取体位	取床上坐位	安置的体位要求舒适、安全
记忆力、注意力、计算力和逻辑思维能力的训练	①记忆力训练:让老年人复述数字或记忆卡片上的内容等;②注意力训练:舒尔特表格训练法、走迷宫训练法等;③计算力训练:让老年人进行简单的计算;④逻辑思维能力训练:运用卡片编写句子等	及时给予鼓励与表扬。 关注老年人的情绪变化,根据训练情况,及时调整训练的内容、难易度等。 做好康复宣教。 关注照护对象新增或突发的照护需求,并及时处理
整理	①整理老年人的床单位,确认环境舒适;②床旁铃放在床旁;③拉起床栏,确保安全	
记录	记录训练时间及训练过程中老年人的反应等情况	所有数据均记录,且数据真实

【照护流程】

照护流程如图 4-4-1 所示。

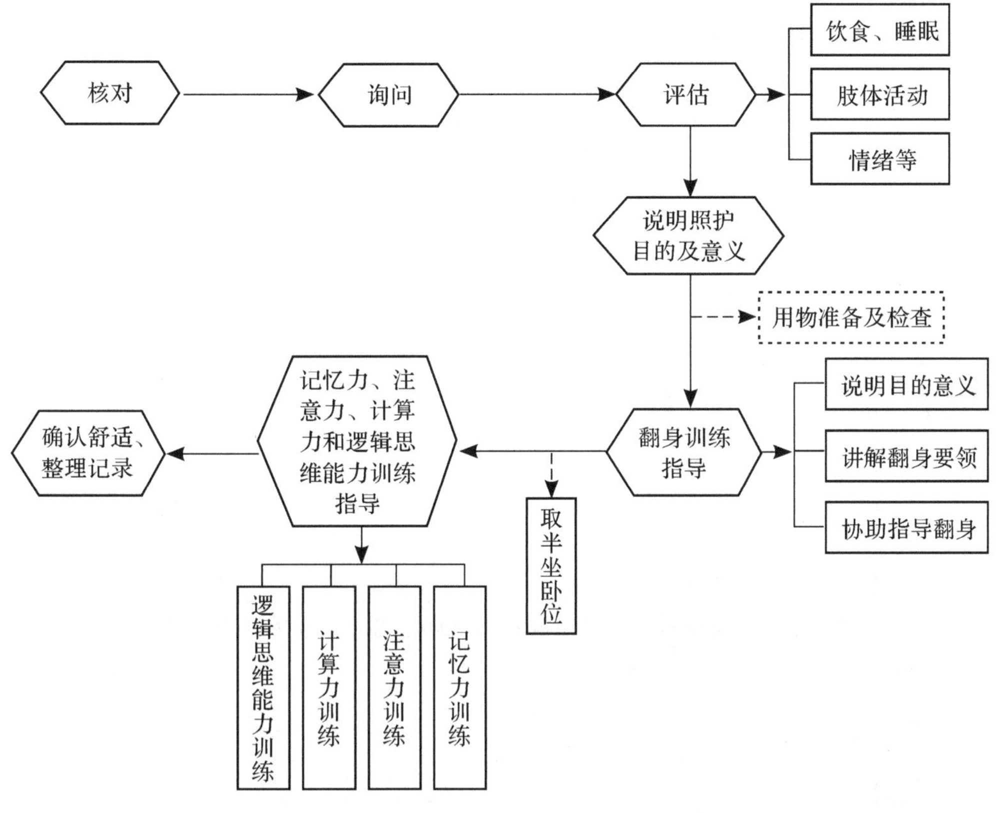

图 4-4-1　照护流程

【注意事项】

1. 在翻身训练时要避免老年人受伤，不可出现致老年人于危险环境的操作或行为。

2. 在翻身过程中询问老年人自主翻身训练掌握情况，基本掌握后再进行下次训练。

3. 在为老年人进行记忆力、注意力、计算力、逻辑思维能力训练时，沟通方式恰当，符合老年人的认知水平。

4. 在与老年人沟通交流时语言简单易懂，尽量使用生活化语言。

5. 在操作过程中要关注老年人是否劳累，并适当休息，调整舒适体位。

6. 认知功能障碍老年人，由于疾病康复、生活依赖等问题，会有对疾病的担心，应做好情绪安抚和健康教育。

7. 应围绕案例实际情景实施照护，避免空洞、脱离。

8. 不仅仅是生理、心理的照护，还包括社会照护，要提供社会支持与帮助。

【照护反思】

开展实际照护后,根据自身在照护实施中的问题书写反思报告(表 4-4-3),描述本次照护的大概情况,照护中做得好的地方,描述本次照护中存在的问题,分析并找出原因,提出解决问题的办法,促进自我提升。

表 4-4-3　反思报告

1.描述要反思的事件	描述在本项目中某一个你需要反思的学习事件,描述发生了什么。
2.描述当时的真实感受	描述在这一学习事件过程中,你的感受和想法。
3.应对处理及对自己的评价	当时你是如何应对这个情况的?你对自己当时的处理评价如何? 评价 1: 评价 2:
4.分析原因	具体分析造成不足的原因。
5.提升及改进	你将采取哪些措施去改进和提升,去克服困难和解决问题?如果再遇到类似情况,你将会有哪些不同的做法和改变?

4-4-2　认知功能障碍老年人综合照护 PPT

4-4-3　认知功能障碍老年人综合照护评价标准

4-4-4　认知功能训练

【实战演练】

一、日间照护中心场景

×××，男，83 岁，患高血压 20 余年，最高血压曾到达 200/100mmHg，常年服药。脑栓塞 15 年，目前左下肢肌力障碍，行走缓慢，左上肢动作迟缓，左肘、腕、手指关节稍有屈曲畸形，但能进行轻微伸屈活动，右侧肢体活动良好。半年前出现记忆力下降明显，记不清时间与地点，已走失 2 次。今日老伴将他送到照护中心寻求帮助。他们有一个儿子，远在外省工作。作为照护员，请完成以下任务：

1. 请书写案例照护计划。

2. 请完成下列照护，但又不仅限于以下内容：

(1)请指导他进行记忆力训练。

(2)请指导他进行手指操训练。

3. 请在照护完成后撰写反思报告。

二、家庭场景

×××，女，76 岁，患高血压 24 年，育有一女。她是一位退休教师。刚退休时，身体健康，经常参加社区活动，讲究家居整洁，爱收拾。2 年前，家人发现她性格和行为有些异常：经常会手上拿着钥匙却四处寻找钥匙，东西也经常随处乱放，却常常责怪孩子把屋子弄得乱七八糟。家人认为她年纪大了，糊涂了，未引起重视。她慢慢出现不爱说话、不爱出门，半夜有时起床看电视，容易发脾气。有时出去散步后不知道住几层楼而无法自行回家。今晨自诉头疼、头晕，经测量血压正常后，家人放心了。作为照护员，请完成以下任务：

1. 请书写案例照护计划。

2. 请完成下列照护，但又不仅限于以下内容：

(1)请为她测量血压。

(2)请为她进行记忆力、注意力、计算力和逻辑思维能力训练。

3. 请根据案例绘制高血压健康教育海报。

（高　甄　袁　葵）

任务五 帕金森病老年人的综合照护

学习目标

技能目标

1. 能正确进行帕金森病的病情观察。
2. 能对帕金森病老年人实施正确及时的生活照护。
3. 能指导并协助帕金森病恢复期老年人进行康复训练。
4. 能观察并发现老年人及其家属心理变化并进行心理疏导。
5. 能向老年人提供合适的社会支持和帮助。
6. 能在照护时避免不安全因素，保证老年人的安全。
7. 能向老年人及其家属进行帕金森病相关知识的宣教。

素质与思政目标

1. 保持良好的职业行为，有良好的仪表、举止、语言、态度。
2. 尊重老年人的文化和宗教信仰；尊重老年人有接受和拒绝照护的自主性和权力。
3. 具备同理心、爱心、耐心、细心。
4. 在合适的情景下，与老年人进行开放式或闭合式交流，采用合适的教育方法。
5. 遵循健康、安全、卫生标准及规则，遵守相关法规。

患有帕金森病的老年人，由于疾病的影响，肢体功能会存在不同程度的障碍，给生活自理带来一定影响，继而会造成心理等各方面的问题。帕金森病为进行性疾病，如果照护不当，老年人的自理能力会快速下降。这不仅给老年人及其家属带来身体和生活上的影响，也会带来心理上的影响。因此，患有帕金森病的老年人，应侧重于康复护理、生活照护、心理支持及健康教育，同时给予必要的社会支持与帮助，尽最大可能提高老年人的生活质量。患有帕金森病的老年人可入住专业养老机构获得照护。下面以入住养老机构照护为例进行帕金森病老年人的综合照护。

【情景导入】

×××，男，75 岁，高血压病史 20 余年。7 年前因行动迟缓，言语缓慢，反应迟钝，面部表情呆板，捡拾物品困难，四肢肌张力稍增高，记忆力下降，诊断为帕金森病。自入住养老机构以来，经常出现步态迟缓、静止性震颤、流涎过多、乏力、焦虑、情绪低落、入睡困难，写毛笔字、唱京剧的兴趣减低。近 3 年体重下降 5kg。今天吃早餐时，不慎将牛奶洒在床单上。老伴在 5 年前去世，有 2 个儿子，平日忙于工作，陪伴老人的时间不长。

4-5-1　帕金森病老年人综合照护课前自主学习任务单

【照护任务】

1.请书写案例照护计划。

2.请完成下列照护，但又不仅限于以下内容：

(1)请为他更换床单。

(2)请鼓励他进行床上翻身训练。

3.请根据你的照护撰写一份反思报告。

【拓展与思考】

1.为该老年人更换床单时需要注意哪些问题？

2.如何指导老年人进行床上翻身训练？

3.协助患有帕金森病的老年人床上翻身训练时应该注意哪些问题？

4.对患有帕金森病的老年人应该从哪些方面做好健康宣教？

5.可以从哪些角度为老年人及其家属提供情绪安抚？

【案例分析】

1.病情分析：患有帕金森病的老年人肌张力增高、生活不能自理，今晨不慎将牛奶洒在床单上。

2.心理分析：①疾病原因。7年前患帕金森病，高血压20余年，生活自理能力越来越差，会有紧张、焦虑情绪。②社会支持原因。老伴在5年前去世，家中有2个儿子，平日忙于工作，陪伴老人的时间不长，也会导致紧张无措。引导并分析老年人焦虑的原因，从多角度去考虑和解决问题，做好心理疏导。

3.照护分析：帕金森病老年人步态迟缓，静止性震颤，乏力，导致行动不便，更换床单时应注意避免拖、拉、拽等动作，防止发生压疮；老人流涎过多，言语不清，照护时要选择正确的沟通方式；老年人紧张焦虑的情绪，会给床上翻身训练带来影响，要做好情绪的安抚与疏导。

4.健康教育分析：老人7年前发生帕金森病，高血压史20年，会有焦虑和担心情绪，应结合案例做好健康宣教。

5.社会支持分析：老伴在5年前去世，有2个儿子，儿子平日忙于工作，陪伴老人的时间不长。

【实际照护内容】

1.为老年人更换床单。

2.鼓励老年人进行床上翻身训练。

3.为老年人进行情绪安抚，缓解焦虑紧张情绪。

4.为老年人进行帕金森病、高血压相关知识宣教，提供必要的社会支持与帮助。

【照护计划】

根据案例分析及任务要求，按照照护实施的逻辑顺序，制订该老年人的照护计划，填入表 4-5-1 中。

表 4-5-1　照护计划

照护任务	照护目标	照护依据	照护措施

【照护实施】

按如表 4-5-2 所示步骤实施照护。

表 4-5-2 照护实施步骤

步骤	照护内容	照护要点及沟通宣教示例
操作者准备	照护员穿着得体，洗手，必要时戴口罩	
核对	核实老年人身份信息	“爷爷，您好，我是您的照护员×××，请问您叫什么名字？”
询问	询问老年人需求、感受、感觉等情况	询问老年人的感受及感觉，如情绪、睡眠、二便等
评估	评估老年人情绪、肢体活动、有无烫伤等情况	评估并报告评估结果
解释说明	说明照护的目的与意义	说明照护的目的与意义，取得老年人配合，要注意情绪的安抚
用物准备	①治疗车上层：干净床单、记录单、笔、洗手消毒液、软垫 2 个、毛毯 1 块；②治疗车下层：医疗及生活垃圾桶	用物按照操作顺序合理摆放。 检查床单的质量
更换床单	更换同侧床单：①关闭门窗，移开床旁椅、床头柜，放下床栏；②松开被子，将枕头移到对侧，协助老年人翻身侧卧至床对侧；③检查背部皮肤，盖好棉被；④松开近侧床单，向对侧卷起塞至老年人身下；⑤取床刷刷床垫；⑥清洁床单对齐床中线，余下一半内卷塞于老年人身下，铺好近侧床单；⑦协助并指导老人平卧，将枕头移至近侧，协助老年人翻身侧卧于清洁大单上，盖好棉被；⑧拉起床栏、防止坠床	铺床单遵循从床头至床尾，先近侧后对侧原则。 扫床时，每扫一刷要重叠上一刷的 1/3，一床一刷套，不可重复交叉使用
	更换对侧床单：①转至对侧，松开污床单并向上卷起，再将污床单放入污衣袋内；②清扫褥垫渣屑，撤下刷套；③拉平老年人身下的清洁床单，对齐中线，平整铺于床褥上；④整理老年人衣服；⑤整理盖被、枕头，拉起床栏；⑥整理更换下来的床单，洗手	撤下脏床单时应该从床头和床尾同时向中间卷起。 扫床要求同前，床刷套与床刷按要求分类处理。 床单平整、中线对齐，四角包紧、美观。 关注照护对象新增或突发的照护需求，并及时处理。操作过程中注意与老人沟通
床上翻身训练	①放下床栏，松开盖被，协助照护对象取仰卧位，移枕头至对侧；②嘱老年人近侧下肢屈髋屈膝，对侧下肢伸直；③双手叉握，上肢抬起 90°，头转向对侧；④双上肢来回摆动 2～3 次，借助惯性作用翻向对侧，近侧下肢同时跨向对侧；⑤协助老年人取平卧位，移枕头至近侧；⑥嘱老年人对侧下肢屈髋屈膝，近侧下肢伸直；⑦双手叉握，上肢抬起 90°，头转向对侧；⑧双上肢来回摆动 2～3 次，借助惯性作用翻向近侧，对侧下肢同时跨向近侧；⑨协助取舒适体位	指导翻身训练之前应取得老年人的理解与配合。 翻身训练要遵循循序渐进的原则，以老年人的耐受程度为准。 翻身训练时注意观察老年人的反应，及时鼓励；必要时休息。 指导锻炼时指导语清晰、通俗易懂，老年人能够正确理解。 关注照护对象新增或突发的照护需求，并及时处理。 预约下一次锻炼时间

续表

步骤	照护内容	照护要点及沟通宣教示例
安慰宣教	①强调安全的重要性;②饮食照护;③用药护理;④肢体功能锻炼;⑤鼓励老年人积极参与自我护理	宣教要有条理。 宣教时应及时关注老年人的反馈,并根据反馈及时调整。 要注意及时正确应对老年人提出的问题
整理	①整理老年人的床单位,确认环境舒适;②床旁铃放在床旁;③拉起床栏,确保安全	
记录	记录老年人床上翻身训练学习及反应等情况	所有数据均记录,且数据真实

【照护流程】

照护流程如图 4-5-1 所示。

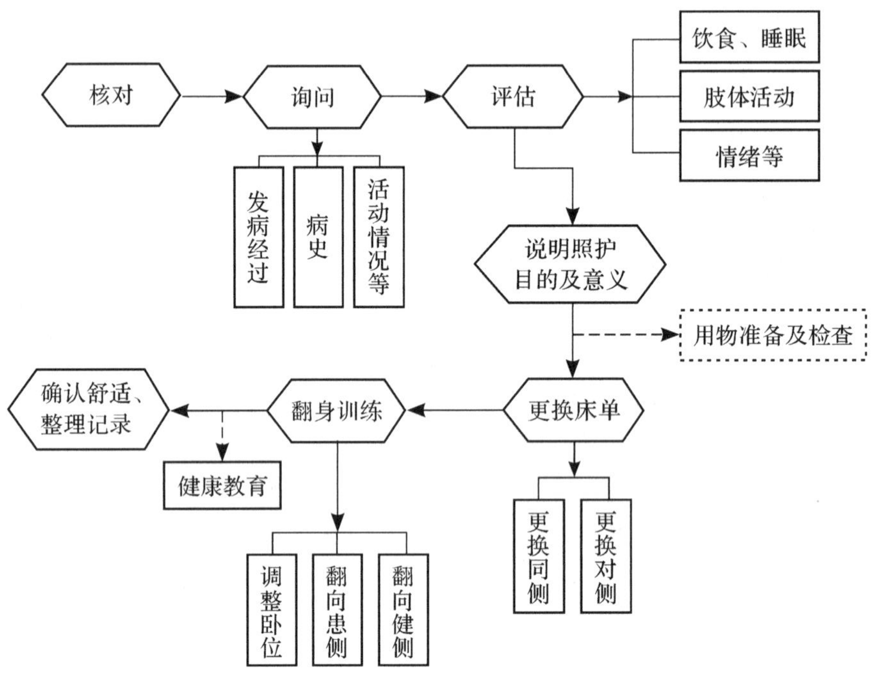

图 4-5-1　照护流程

【注意事项】

1. 更换床单时,动作轻稳,确保老年人舒适、安全。

2. 更换床单时,注意观察老年人的面色、脉搏、呼吸,如有异常应立即停止操作,及时处理。

3. 保护老年人,冬天防止着凉。

4. 床上翻身训练时,注意指令清晰、简洁准确。

5.翻身训练时注意观察老年人的表现及反应,及时给予处理。

6.康复锻炼遵循循序渐进的原则,以老年人能耐受为宜。

7.不仅仅是生理、心理的照护,还包括社会照护,要提供社会支持与帮助。

【照护反思】

开展实际照护后,根据自身在照护实施中的问题书写反思报告(表4-5-3),描述本次照护的大概情况,照护中做得好的地方,描述本次照护中存在的问题,分析并找出原因,提出解决问题的办法,促进自我提升。

表4-5-3　反思报告

1.描述要的反思事件	描述在本项目中某一个你需要反思的学习事件,描述发生了什么。
2.描述当时的真实感受	描述在这一学习事件过程中,你的感受和想法。
3.应对处理及对自己的评价	当时你是如何应对这个情况的?你对自己当时的处理评价如何? 评价1: 评价2:
4.分析原因	具体分析造成不足的原因。
5.提升及改进	你将采取哪些措施去改进和提升,去克服困难和解决问题?如果再遇到类似情况,你将会有哪些不同的做法和改变?

4-5-2 帕金森病老年人综合照护 PPT

4-5-3 帕金森病老年人综合照护评价标准

4-5-4 翻身训练

【实战演练】

医院场景

×××，女，86 岁，退休干部，患帕金森病 15 年，目前行走困难，步伐变小变慢，转身及翻身困难，左手静止性震颤，穿衣、夹菜动作迟缓，呈进行性加重，伴有头晕，以卧床到坐位或站立后头晕明显，无视物旋转、恶心呕吐等，日常生活需要他人协助。今晨老伴要参加同学儿子婚礼，把她送到日间照护中心。他们有一个儿子，远在外省工作。作为照护员，请完成以下任务：

1. 请书写案例照护计划。

2. 请完成下列照护，但又不仅限于以下内容：

(1)请协助她服药。

(2)请提供心理支持，帮助她缓解情绪。

(3)请指导她进行下肢功能训练。

3. 请根据案例绘制帕金森病康复训练海报。

（常秀春　宁香香）

班级		姓名		学号	

项目五　老年人常见骨骼肌肉系统疾病综合照护

任务一　腿部肌肉无力老年人的综合照护

学习目标

技能目标

1. 能正确评估老年人的疾病、心理等一般情况和腿部肌肉无力的原因、程度等,给予针对性指导。
2. 能为老年人制订康复计划表并督促老年人进行康复训练。
3. 能指导并协助老年人使用辅具训练腿部肌肉力量。
4. 能观察并发现老年人心理变化并进行心理疏导。
5. 能在照护时避免不安全因素,保证老年人的安全。
6. 能向老年人及其家属提供社会支持与帮助。
7. 能为老年人进行预防跌倒相关的知识宣教。

素质与思政目标

1. 保持良好的职业行为,有良好的仪表、举止、语言、态度。
2. 具备同理心、爱心、耐心和细心。
3. 掌握一定的沟通技巧,与老年人建立信任关系。
4. 能讨论出新的安全的工作方式以改善老年人的生活质量和幸福程度。
5. 能够给老年人适时的鼓励与肯定。

腿部肌肉无力是老年人常见的肢体功能障碍,表现为站立、行走或蹲下困难、上下楼梯困难、易跌倒等,严重腿部肌肉无力时表现为瘫痪、完全无法活动。腿部肌肉出现无力的常见原因有:①代谢性疾病引起,常见于糖尿病,由于糖代谢异常造成周围神经病变,肌肉神经失去营养,长时间肌肉力量下降;②脑血管意外造成,常见于脑梗死,其次是脑出血,多伴有肌张力增高、活动障碍;③腰椎间盘突出症引起,多伴有麻木或者疼痛症状。老年人出现腿部肌肉无力以后,一定要积极就诊治疗,找出导致腿部肌肉无力的原因,针对病因治疗以减轻症状,恢复腿部正常的屈伸受力活动,恢复老年人正常的生活。

当然,肌肉功能锻炼是一个长期、循序渐进的过程,需要在康复训练的基础上使用一些辅助器具协助其完成日常生活活动,提高其生活质量。下面以腿部肌肉无力老年人入住日间照料中心为例,介绍为其提供综合照护的过程。

【情景导入】

×××,女,72岁,独居老人,已退休,平日寡言少语,也不爱活动。能正常沟通,因腿部肌肉无力,平日需要使用助行器行走。3天前,突然感到头晕目眩,摔倒在浴室内,右前臂有挫伤,日间照护中心人员迅速将她送往医院进行治疗,医生给予伤口包扎。目前,她已返回家中,今日,前往日间照料中心进行换药。

5-1-1 腿部肌肉无力老年人综合照护学习任务单

【照护任务】

1.请书写案例照护计划。

2.请完成下列照护,但又不仅限于以下内容:

(1)请为她换药及伤口包扎。

(2)请教会她使用手杖训练腿部肌肉力量。

3.请完成预防跌倒的健康教育海报。

【拓展与思考】

1.伤口换药的消毒顺序是怎样的,为什么?

2.如何评估老年人的下肢肌肉力量?

3.该老人为何会少言寡语?可以从哪些角度切入做好心理护理?

4.对腿部肌肉无力的老年人应该从哪些方面做好健康宣教?

【案例分析】

1.病情分析:退休老年人,独居,因腿部肌肉无力,需要使用助行器行走。平日寡言少语,不爱活动。能正常沟通,3天前突感头晕目眩而摔倒,右前臂有挫伤,伤口已予包扎。

2.心理分析:根据案例,导致情绪的问题可能有以下几个因素:①社会支持原因。老年人退休且独居,社交活动少,导致情绪不佳。应从多角度去考虑和解决问题,使用多种方法开导老年人,做好心理支持护理。②疾病原因。下肢肌肉无力,行动不便,越发不利于社交,心理上更加孤立无援。③此次摔倒势必加重老年人内心的负担。

3.照护分析:老年人腿部肌肉无力,且右臂因摔倒而受伤,在给予手杖训练腿部肌肉力量时应关注到这个问题;照护中多给予老年人关心和鼓励,以打开老年人的心扉,并帮助树立坚持康复锻炼的决心。

4.健康教育分析:该老年人有再次跌倒的风险,应结合案例做好健康宣教。

5.社会支持分析:案例中只显示老年人独居,并未描述其子女、亲属等各方面情况,需要进一步沟通以判断是否需要经济、社会等方面的支持与帮助。

【实际照护内容】

1.为老年人换药及伤口包扎。

2.教会老年人使用手杖训练腿部肌肉力量。

3. 为老年人进行心理开导，寻求家庭、社会等情感支持。

4. 为老年人进行预防跌倒相关知识宣教，提供必要的社会支持与帮助。

【照护计划】

根据案例分析及任务要求，按照照护实施的逻辑顺序，制订该老年人的照护计划，填入表 5-1-1 中。

表 5-1-1 照护计划

照护任务	照护目标	照护依据	照护措施

【照护实施】

按如表 5-1-2 所示步骤实施照护。

表 5-1-2　照护实施步骤

步骤	照护内容	照护要点及沟通宣教示例
操作者准备	照护员穿着得体，洗手，必要时戴口罩	
核对	核实老年人身份信息	“奶奶，您好，我是您的照护员×××，请问您叫什么名字？”
询问	询问老年人的感受和感觉	询问老年人的感受和感觉，如饮食、睡眠、情绪、二便、疾病症状等
评估	评估老年人伤口、肢体活动等情况	评估并报告结果
解释说明	说明照护的目的与意义	说明照护的目的与意义，取得老年人配合，要注意情绪的安抚
用物准备	①治疗车上层：无菌盘（敷料、胶布、无菌棉签、安尔碘、绷带、手套）、污物盘、记录单、笔、洗手消毒液等；②治疗车下层：医疗及生活垃圾桶；③手杖	用物按照操作顺序合理摆放
伤口换药及包扎	①询问肢体感受；②检查伤口敷料及伤口情况；③正确消毒伤口及周边皮肤；④更换新敷料并固定；⑤正确包扎；⑥整理衣物	揭下伤口敷料时动作轻稳。 根据伤口情况确定消毒方法。 包扎松紧度适宜，美观平整。 告知老年人伤口的护理方法
处理用物	正确处理换药用物	
手杖训练	①评估老年人着装、手杖及周围环境等是否符合要求；②正确示范手杖的常规使用方法；③协助老年人使用手杖；④询问感受并了解老年人掌握情况；⑤预约下次训练时间	检查老年人着装、手杖及周围环境等是否符合要求。 及时给予鼓励与表扬。 做好情绪安抚和健康宣教。 告知老年人训练的频率和时长，关注老年人掌握情况，给予协助与指导。 关注照护对象新增或突发的需求，并及时处理
整理	①协助老年人取舒适体位进行休息；②整理物品；③手杖或助行器放在老年人手边，方便取用	
记录	记录伤口换药及老年人在进行手杖训练过程中的反应等情况	所有数据均记录，且数据真实

【照护流程】

照护流程如图 5-1-1 所示。

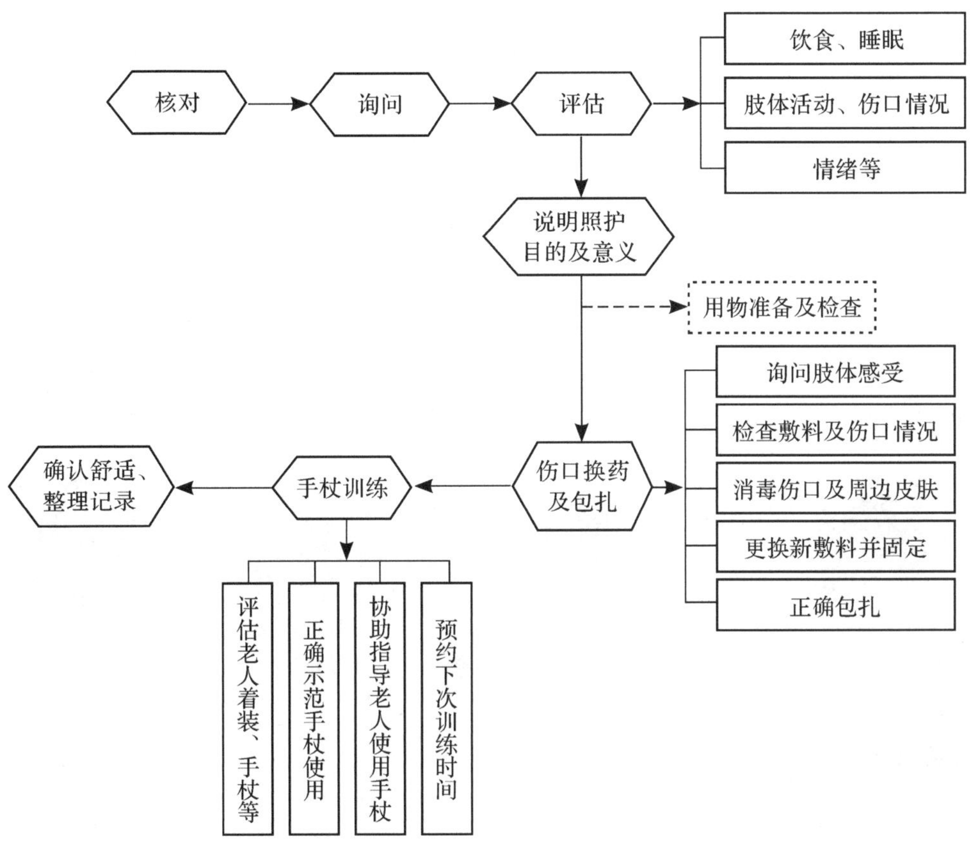

图 5-1-1　照护流程

【注意事项】

1. 用镊子揭下内层敷料时，如有粘连应先用盐水棉球湿润后再行揭取，若伤口感染照护员需戴手套。

2. 消毒清洁伤口应由内向外；感染伤口则由外向内。

3. 内层新纱布应光面朝下放置，外层纱布应光面朝上放置。

4. 包扎完毕，应检查松紧度和指端血运情况，询问老年人有无手指发麻等不舒适。

5. 应根据老年人的身体情况安排手杖训练的强度和时长，若有不适应停止训练。

6. 独居老年人由于双腿肌肉无力、行走不便的问题，会影响其生活质量及社交，应做好心理沟通和健康教育工作。

7. 应围绕案例实际情景实施照护，避免空洞、脱离实际。

8. 不仅仅是生理、心理的照护，还包括社会照护，要提供社会支持与帮助。

【绘制健康教育海报】

开展实际照护后，通过评估、交流、观察等方式发现照护对象在生活、心理、社会支持、预防跌倒等方面存在的问题，给予有针对性的健康指导。对照护对象进行预防跌倒的健康教育，根据健康教育内容绘制海报，要求做到图文结合，通俗易懂，主题明确。这一主题的海报可从如表 5-1-3 所示角度来展开。

表 5-1-3　健康教育海报的主题与内容

<table>
<tr><th>宣教主题</th><th>宣教内容</th><th>注意要求</th></tr>
<tr><td>1. 老年人常见跌倒原因</td><td>眼疾、腿无力、服用药物等</td><td rowspan="4">1. 字迹清晰。
2. 没有修改或删减。
3. 至少 4 个主题，每个主题最少 3 个绘制元素</td></tr>
<tr><td>2. 环境要求</td><td>地面、光线、物品摆放及空间要求等</td></tr>
<tr><td>3. 着装要求</td><td>衣裤、鞋子等</td></tr>
<tr><td>4. 辅具要求</td><td>手杖、助行器等的辅助使用</td></tr>
</table>

5-1-2　腿部肌肉无力老年人综合照护 PPT

5-1-3　腿部肌肉无力老年人综合照护评价标准

5-1-4　换药及伤口包扎操作视频

5-1-5　手杖训练

【实战演练】

一、家庭场景

×××，女，83 岁，农民，患高血压 12 年。半年前在家门口摔倒伤及腰椎和右手腕关节，治疗后腰部仍时有僵硬和疼痛，人较消瘦，双腿肌肉无力，行走较缓慢。一年前老伴去世，老年人一直无法接受和适应，晚上睡眠较差，一提起老伴会流泪。有一儿一女，现住儿子家，女儿偶尔来看望。老人平时喜爱说话，但家人因工作繁忙，白天无人伴其左右。作为照护员，请完成以下任务：

1. 请书写案例照护计划。

2. 请完成下列照护，但又不仅限于以下内容：

(1)请帮她测量血压。

(2)请教会她使用手杖训练腿部肌肉力量。

(3)请给予她高血压、防跌倒健康教育。

3. 请在照护完成后撰写反思报告。

二、养老机构场景

×××，男，80 岁。退休，丧偶，性格温和儒雅，骨质疏松，耳朵不灵敏，能正常交流。双下肢肌肉无力，活动受限。平时喜欢看体育和新闻频道的节目。近日，老年人唯一的女儿因胆囊炎发作需要做胆囊切除术，老年人一直比较担心，进而食欲和睡眠不佳，心情烦闷，不愿外出活动。作为照护员，请完成以下任务：

1.请书写案例照护计划。

2.请完成下列照护，但又不仅限于以下内容：

(1)请提供心理支持，帮助他缓解烦闷情绪。

(2)请运用轮椅带老年人外出散心。

(3)请评估他的肌力并进行肌力训练。

3.请在照护完成后撰写反思报告。

（王　凤　张　敏）

任务二　骨关节炎老年人的综合照护

学习目标

技能目标

1. 能正确评估老年人的身体、功能、环境等状况，并给予针对性指导。
2. 能为老年人进行骨关节炎功能锻炼，如肌力评估、关节功能康复运动等。
3. 能为老年人制订康复计划表并督促老年人康复训练。
4. 能指导并协助老年人使用辅具进行康复训练。
5. 能观察并发现老年人心理变化并进行心理疏导。
6. 能在照护时避免不安全因素，保证老年人的安全。
7. 能向老年人及其家属提供社会支持与帮助。
8. 能向老年人进行疾病相关知识的宣教。

素质与思政目标

1. 保持良好的职业行为，有良好的仪表、举止、语言、态度。
2. 尊重老年人的文化和个人爱好；尊重老年人有接受和拒绝照护的自主性和权力。
3. 具备同理心、爱心、耐心、细心。
4. 在合适的情景下，与老年人进行开放式或闭合式交流，采用合适的教育方法。
5. 遵循健康、安全、卫生标准及规则，遵守相关法规。
6. 能讨论出新的安全的工作方式以改善老年人的生活质量和幸福程度。
7. 能够给老年人及时的鼓励与肯定。

骨关节炎是一种退行性病变，主要由于年龄增大、肥胖、劳损、创伤、关节先天性异常、关节畸形等诸多因素，引起关节软骨退化损伤、关节边缘和软骨下骨反应性增生。骨关节炎又称骨关节病、老年性关节炎等。由于疾病的影响，老年人肢体关节功能会存在不同程度的障碍，给生活自理带来严重影响，继而会造成心理等各方面的问题。因此，处于恢复期的老年人，照护应侧重于以功能恢复与维持为主的康复训练、生活照护和心理支持，同时给予必要的社会支持与帮助，最大程度地提高老年人的生活质量。大多数处于恢复期的老年人一般采取社区、居家照护或者入住养老机构获得照护，下面以居家照护为例进行骨关节炎恢复期老年人的综合照护。

【情景导入】

×××，女，71岁，已退休，小学文化程度，喜欢种植花草。身高153cm，体重75kg，患膝骨关节炎10年，高血压15年。在他人协助下可借助拐杖缓慢行走，进食、如厕也需他人协助。她与老伴一起居住，日常生活由老伴和照护员照顾，她希望经康复训练能自己行走。育有一女，住在外地。

5-2-1　骨关节炎老年人综合照护学习任务单

【照护任务】

1. 请书写案例照护计划。

2. 请完成下列照护，但又不仅限于以下内容：

(1)请给老年人进行下肢肌力评估。

(2)请向老年人进行骨关节炎健康教育。

(3)请协助老年人进行下肢康复运动。

3. 请根据你的照护撰写一份反思报告。

【拓展与思考】

1. 什么是骨关节炎？如何判断肢体的活动情况？生活、治疗等会不会受到影响？

2. 肌力分为几级？如何进行正确评估？如何向老年人解释宣教？

3. 老年人近期会有情绪变化吗，为什么？

4. 对患有骨关节炎老年人应该从哪些方面做好健康宣教？

5. 可以从哪些角度进行老年人的情绪安抚？

6. 指导老年人进行下肢康复运动的侧重点在于帮助她运动还是让她学会自己运动？

【案例分析】

1. 病情分析：老年人患膝骨关节炎 10 年，高血压 15 年，现行动困难，简单的生活活动需要他人协助，希望通过康复训练后自己能行走。

2. 心理分析：根据案例，导致情绪问题可能有以下几个因素：①疾病原因。膝骨关节炎 10 年，高血压 15 年，现行动困难，简单的生活活动需要他人协助，心理上会有挫败无力感。②生活自理原因。每日日常生活需要照顾，觉得不方便，有焦虑情绪。③社会支持原因。与老伴一起居住，女儿住在外地，因路途遥远，回家探望及照顾较少，无法在日常给予照顾和帮助，导致情绪不佳。分析老年人焦虑的原因，从多角度去考虑和解决问题，做好心理疏导。

3. 照护分析：老年人下肢行动不便，在给予康复运动指导时应关注到这个问题；照护中及时给予老年人鼓励与表扬，以树立老年人继续康复锻炼的信心。

4. 健康教育分析：老年人有关节炎及高血压，应结合案例做好健康宣教。

5. 社会支持分析：案例中相关信息较少，需要进一步沟通以判断是否需要经济、社会等方面的支持与帮助。

【实际照护内容】

1. 为老年人进行下肢肌力评估，明确肌力等级。

2. 指导并协助老年人完成下肢康复训练，学会自主康复锻练。

3. 为老年人进行情绪安抚，缓解焦虑紧张情绪。

4. 为老年人进行骨关节炎相关知识宣教，提供必要的社会支持与帮助。

【照护计划】

根据案例分析及任务要求，按照照护实施的逻辑顺序，制订该老年人的照护计划，填入表 5-2-1 中。

表 5-2-1 照护计划

照护任务	照护目标	照护依据	照护措施

【照护实施】

按如表 5-2-2 所示步骤实施照护。

表 5-2-2　照护实施步骤

步骤	照护内容	照护要点及沟通宣教示例
操作者准备	照护员穿着得体，洗手，必要时戴口罩	
核对	核实老年人身份信息	“奶奶，您好，我是您的照护员×××，请问您叫什么名字？”
询问	询问老年人的感受和感觉	询问老年人的感受和感觉，如饮食、睡眠、情绪、二便、疾病症状等
评估	评估老年人情绪、肢体活动等情况，了解老年人的需求	评估并报告评估结果
解释说明	说明照护的目的与意义	说明照护的目的与意义，取得老年人配合，要注意情绪的安抚
用物准备	便携式治疗箱：肌力测评量表、记录单、笔、洗手消毒液、纸巾	用物按照操作顺序合理摆放
肌力评估	①取体位；②采用减重、抗重力或抗阻力的动作；③告知测量时配合要求；④测量；⑤记录；⑥判断分级	测量时保证安全。 指导老年人配合完成指令动作。 使动作达到最大的活动范围。 注意不可强制用力造成损伤。 完成肌力评估所有动作
报告肌力结果	报告肌力分级结果并安慰老年人	
取体位	取床上仰卧位	安置的体位要求舒适、安全
膝关节训练	①讲解训练要领；②协助指导老年人进行膝关节屈曲运动；③鼓励老年人主动进行膝关节伸展训练	一手腘窝，一手足跟，进行膝关节屈曲运动。 及时给予鼓励与表扬。 做好情绪和康复宣教。 关注老年人的学习情况，及时给予协助与指导。 关注照护对象新增或突发的照护需求，并及时处理
踝关节训练	①讲解训练要领；②协助指导老年人进行踝关节屈伸和内外翻运动；③鼓励老年人主动进行踝关节背曲、跖屈、内翻、外翻训练	双手持握踝关节近端和远端做屈伸和内外翻运动。 及时给予鼓励与表扬。 做好情绪和康复宣教。 关注老年人的学习情况，及时给予协助与指导。 关注照护对象新增或突发的照护需求，并及时处理

续表

步骤	照护内容	照护要点及沟通宣教示例
整理	①整理老年人的床单位，确认环境舒适；②床旁铃放在床旁；③拉起床栏，确保安全	
记录	记录肌力评估结果、训练过程中老年人的反应等情况，并预约下次训练时间	所有数据均记录，且数据真实

【照护流程】

照护流程如图 5-2-1 所示。

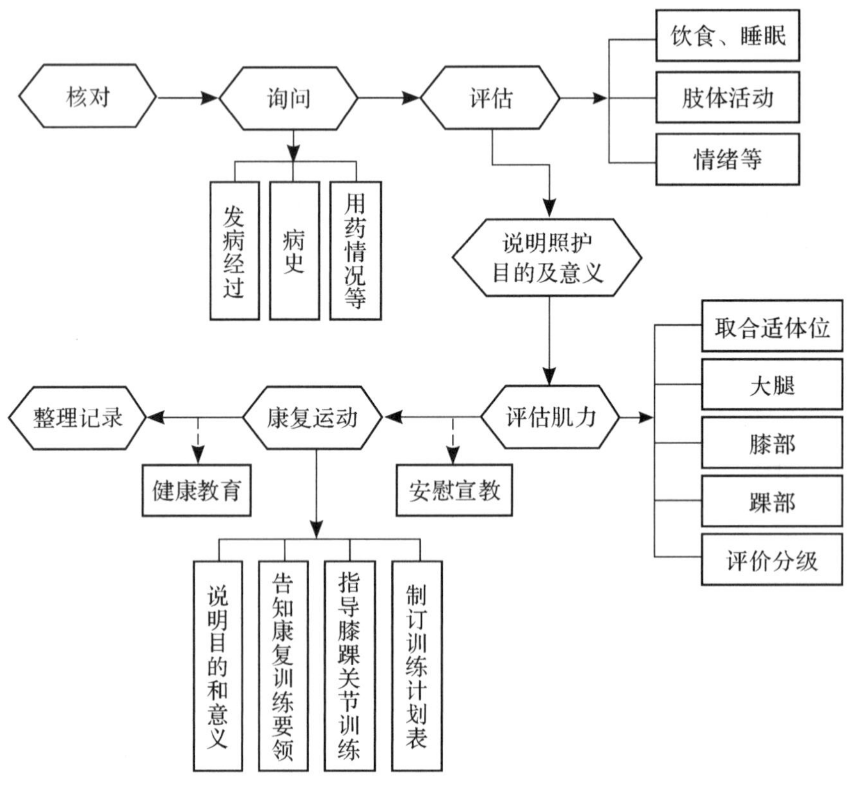

图 5-2-1　照护流程

【注意事项】

1. 在训练完成后，注意观察活动部位的皮温和颜色改变以及关节活动度、疼痛或运动质量改变。

2. 被动训练时应注意不能过度牵拉关节，运动时应不能超过各关节的活动度。

3. 被动活动时应避免疼痛，在关节活动度范围内逐渐增加活动度。

4. 照护员辅助时应辅助关键部位，如各关节部位等。

5. 鼓励主动训练，训练过程中应注意保护，防止再次损伤。

6. 骨关节炎老年人，由于疾病困扰、生活依赖等问题，会有对疾病的担心、焦虑，应做好情绪安抚和健康教育。

7. 应围绕案例实际情景实施照护，避免空洞、脱离实际。

8. 不仅仅是生理、心理的照护，还包括社会照护，要提供社会支持与帮助。

【照护反思】

开展实际照护后，根据自身在照护实施中的问题书写反思报告（表 5-2-3），描述本次照护的大概情况，照护中做得好的地方；描述本次照护中存在的问题，分析并找出原因，提出解决问题的办法，促进自我提升。

表 5-2-3　反思报告

1. 描述要反思的事件	描述在本项目中某一个你需要反思的学习事件，描述发生了什么。
2. 描述当时的真实感受	描述在这一学习事件过程中，你的感受和想法。
3. 应对处理及对自己的评价	当时你是如何应对这个情况的？你对自己当时的处理评价如何？ 评价 1： 评价 2：

续表

4.分析原因	具体分析造成不足的原因。
5.提升及改进	你将采取哪些措施去改进和提升,去克服困难和解决问题?如果再遇到类似情况,你将会有哪些不同的做法和改变?

5-2-2　骨关节炎老年人综合照护 PPT

5-2-3　骨关节炎老年人综合照护评价标准

5-2-4　下肢肌力评估操作视频

5-2-5　下肢康复运动操作视频

【实战演练】

一、医院场景

×××,男,68岁,患有类风湿关节炎3年余。3周前无明显诱因突然出现全身多关节肿痛,以膝关节、髋关节、腕关节、近端指间关节为主,有晨僵(大于1小时),指间关节轻度变形,疼痛不能自行缓解,活动明显受限,老年人情绪低落、忧虑,门诊以类风湿关节炎收住院。查体:生命体征正常,双腕稍肿胀,压痛阳性,双肩上举困难;双手部分掌指关节、近端指间关节轻度肿胀,有压痛,双手握拳障碍。给予非甾体抗炎药、羟氯喹片、甲氨蝶呤片等药物治疗。治疗10天后,症状减轻,活动中度受限,但生活能自理。复查血沉为18mm/h,类风湿因子阴性。作为照护员,请完成以下任务:

1.请书写案例照护计划。

2.请完成下列照护,但又不仅限于以下内容:

(1)请对老年人治疗后的炎症活动期和关节功能分级进行评估。

(2)请向老年人进行预防关节失用的康复功能训练指导。

(3)请在完成任务的过程中为老年人进行心理照护。

3.请在照护完成后撰写反思报告。

二、长期照护中心场景

×××,女,85岁。患有严重骨关节炎10年,帕金森病20余年,长期卧床,在养老院已住2年。目前,左髋部皮肤有5cm×6cm发红区域,疼痛无破溃,右侧膝关节疼痛。进食、如厕、穿衣等均需要协助。育有三个儿子,大儿子定居国外,主要用手机视频与她联系;二儿子在外地工作;小儿子家与养老院不远,每周都能来探望她,有时会带着小孙子来养老院,她很开心。现在中午11点半,到了该吃午饭的时间。作为照护员,请完成以下任务:

1.请书写案例照护计划。

2.请完成下列照护,但又不仅限于以下内容:

(1)请为她提供湿热敷缓解膝关节疼痛。

(2)请给她喂午饭。

3.请根据案例绘制压疮预防照护的健康教育海报。

(张　敏　冯乐玲)

任务三　骨折后老年人的综合照护

学习目标

技能目标

1. 能使用合适的方法对老年人进行疼痛评估及照护。
2. 能对骨折后老年人实施正确及时的照护。
3. 能观察并发现老年人及其家属心理变化并进行心理疏导。
4. 能向老年人提供合适的社会支持和帮助。
5. 能在照护时避免不安全因素，保证老年人的安全。
6. 能向老年人及其家属进行骨折后康复相关知识的宣教。

素质与思政目标

1. 保持良好的职业行为，有良好的仪表、举止、语言、态度。
2. 尊重老年人的文化和宗教信仰；尊重老年人有接受和拒绝照护的自主性和权力。
3. 具备同理心、爱心、耐心、细心。
4. 在合适的情景下，与老年人进行开放式或闭合式交流，采用合适的教育方法。
5. 遵循健康、安全、卫生标准及规则，遵守相关法规。

随着年龄的增长，老年人各项生理功能下降，肌肉力量和身体柔韧性下降，导致身体平衡性、协调性降低，容易引发摔倒、扭伤，甚至跌倒。此外，高龄也是老年骨质疏松的重要因素，而骨质疏松也是导致老年人发生骨折的重要原因。骨折后，老年人需要不同程度的休养以利于机体的恢复，在这个过程中，科学规范的骨折后综合照护显得尤为重要。下面以老年人进入日间照护中心寻求照护支持为例进行骨折后的综合照护。

【情景导入】

×××，女，82 岁，患高血压 10 余年，一直服用降压药物控制。5 年前因车祸外伤导致右下肢骨折。半年前出现发音困难，到医院检查诊断为脑梗死，经住院治疗后已返回家中，但仍不愿说话。近 1 个月右膝关节疼痛明显。今日来社区照料中心咨询，寻求诊疗。社区康复师建议定期理疗，以缓解疼痛。老年人退休前为服装厂工人，喜欢剪纸与缝纫。她与老伴感情和睦，育有一子，儿子事业有成，但工作繁忙。

【照护任务】

1. 请书写案例照护计划。
2. 请完成下列照护，但又不仅限于以下内容：
(1)请进行湿热敷以缓解膝关节疼痛。

(2)请帮助她进行言语训练。

3.请根据你的照护撰写一份反思报告。

5-3-1　骨折后老年人综合照护学习任务单

【拓展与思考】

1.湿热敷缓解膝关节疼痛的机制是什么?

2.脑梗死老年人的常见表现有哪些,为何会出现发音困难?

3.在湿热敷操作过程中的注意事项有哪些?

4.对此类老年人应该从哪些方面做好健康宣教?

5.可以从哪些角度切入进行老年人及其家属的情绪安抚?

【案例分析】

1.病情分析:患高血压10余年,一直服用降压药物控制。5年前因车祸外伤导致右下肢骨折。半年前因出现发音困难,到医院检查诊断为脑梗死,经住院治疗后已返回家中,但仍不愿说话。近1个月右膝关节疼痛明显。

2.心理分析:①疾病原因。患高血压10余年,5年前因车祸外伤导致右下肢骨折,后因出现发音困难,到医院检查诊断为脑梗死。近1个月右膝关节疼痛明显,疾病和疼痛可能使老人情绪紧张、恐慌、焦虑和不安。②家庭支持。老人与老伴感情和睦,育有一子,儿子事业有成,但工作繁忙。由此分析,老人和老伴相互依靠和支持。③社会支持。案例中社区康复师建议定期理疗,以缓解疼痛。老人可获得一定的社区支持,其他方面未见阐述,可以展开讨论给予照护指导。

3.照护分析:奶奶有高血压、脑梗死和车祸外伤经历,近1个月右膝关节疼痛明显,这一时期采取合适的方法缓解疼痛非常重要,以免因疼痛造成情绪的紧张和心理的恐慌。在缓解疼痛时,要注意安全,防止烫伤,并时刻关注老人反应。另外,奶奶不愿意说话,可能担心自己因发音问题导致表达不完整或不清晰等,照护人员在照护过程中要注意及时疏导,缓解不良情绪,采取积极引导的方式,让奶奶参与到沟通之中。

4.健康教育分析:患高血压10余年,5年前因车祸外伤导致右下肢骨折;因出现发音困难,到医院检查诊断为脑梗死,近1个月右膝关节疼痛明显。在健康教育中,要注意对疾病治疗、用药、照护、注意事项等进行宣教;同时针对情绪和不愿意沟通的问题,要积极寻找老人感兴趣的点进行切入,使其感情能够得以表达。

5.家庭和社会支持分析:老人退休前为服装厂工人,喜欢剪纸与缝纫。与老伴感情和睦,育有一子,但工作繁忙。由此分析,老人的家庭支持受到了影响,结合老人之前的工作,可以联系原单位、原同事给予一定的社会支持,同时社区和其他相关社会团体也可以根据情况适当纳入。

【实际照护内容】

1.为老年人湿热敷,帮助其缓解膝盖疼痛。

2.指导老年人进行言语训练。

3.为老年人进行情绪安抚，缓解焦虑紧张情绪。

4.为老年人进行右膝疼痛、高血压、脑梗死相关知识宣教，提供必要的社会支持与帮助。

【照护计划】

根据案例分析及任务要求，按照照护实施的逻辑顺序，制订该老年人的照护计划，填入表5-3-1中。

表5-3-1　照护计划

照护任务	照护目标	照护依据	照护措施

【照护实施】

按如表 5-3-2 所示步骤实施照护。

表 5-3-2　照护实施步骤

步骤	照护内容	照护要点及沟通宣教示例
操作者准备	照护员穿着得体，洗手，必要时戴口罩	
核对	核实老年人身份信息	“奶奶，您好，我是您的照护员×××，请问您叫什么名字？”
询问	询问老年人需求及发病经过	询问需求及发病经过，了解发病大概时间。 老人因疼痛可能会有紧张、焦虑情绪，照护员要会合理应对，给予有效应答
评估	评估老年人情绪、疼痛、肢体活动等情况	评估老人情绪、疼痛、言语等情况。 报告评估情况
解释说明	说明照护的目的与意义	说明照护的目的与意义，取得老年人配合，注意情绪的安抚、沟通的引导
用物准备	凡士林、纱布、毛巾、热水、凉水、橡胶单、大毛巾、镜子	按照需要准备所需物品，确保物品处于备用状态，以免影响操作
取体位	取坐位或卧位	协助照护对象取坐位或卧位，以老年人舒适为宜
湿热敷	①暴露湿热敷的部位；②按顺序将敷布等放于老年人需要湿热敷的部位上；③干毛巾敷在上面，以防散热太快，询问老年人有无不适并给予处理；④更换敷布；⑤观察局部皮肤有无发红、起水疱等烫伤情况；⑥湿热敷完毕，用毛巾擦干局部皮肤；⑦涂润肤油	①暴露照护对象需要湿热敷的部位，铺好橡胶单，橡胶单上垫大毛巾；②涂凡士林，按顺序放纱布，将毛巾浸湿透，再拧干，以不滴水为宜，抖开，在自己手腕掌侧测试敷布温度，感觉热但不烫时放于老年人需要湿热敷的部位上；③干毛巾敷在上面，以防散热太快，询问老年人有无不适，如果老年人感觉过热，则可揭开敷布一角放出热气；④每 3～5 分钟更换敷布 1 次，水盆内随时添加热水，湿热敷 20～30 分钟（按医嘱操作）；⑤湿热敷期间观察局部皮肤有无发红、起水疱等烫伤情况
再次评估湿热敷效果	评估疼痛改善情况	注重疼痛局部护理

续表

步骤	照护内容	照护要点及沟通宣教示例
言语训练实际照护	单字发音训练	①从学习发音开始,让照护对象发"啊"音或用嘴吹口哨诱导发音;②说常用单字,如吃、喝、好、行等,或出示卡片,让其读出上面的字
	双音词训练	①照护员发出正确语音,引导照护对象模仿;②从语音中查出照护对象难发的音和容易发错的音,耐心引导矫正;③及时给予照护对象鼓励
	短语训练	①与照护对象应用日常用语,耐心引导,纠正错误语言;②通过问答进行训练
	短句训练	①以日常生活中用的小物品或图画逐一提问,照护对象不能回答时,给予指导;②引导照护对象模仿说出该物名称,反复练习
安慰宣教	①讲解湿热敷和言语训练的注意要点;②情绪照护;③饮食照护;④药物照护;⑤鼓励老年人积极参与到自我护理中来,养成良好的生活习惯和遵医用药行为,每天自我血压监测,积极配合进行言语训练	照护过程中随时观察,保证照护对象舒适,及时沟通了解照护对象的心理状态,鼓励照护对象积极配合治疗。 能鼓励并尽量使老年人亲力亲为,告知照护对象如何发挥能动性
整理	①整理老年人的床单位,确认环境舒适;②床旁铃放在床旁;③拉起床栏,确保安全	床单位干净、舒适、安全、耐用,环境适合照护对象需求
评估和记录	记录评估的阳性体征、干预措施、结果等,记录湿热敷和言语训练效果	所有数据均记录,且数据真实

【照护流程】

照护流程如图 5-3-1 所示。

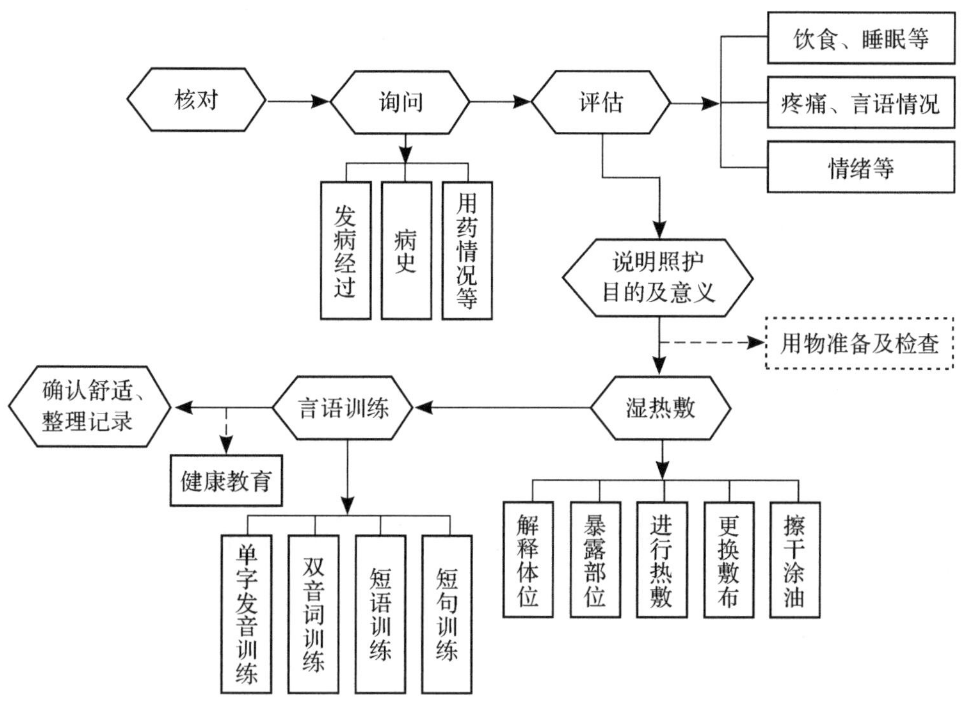

图 5-3-1　照护流程

【注意事项】

1. 注意湿热敷部位的暴露和敷料温度合适，避免烫伤。
2. 言语训练中注意观察老年人的反馈，循序渐进，及时调整。
3. 针对老年人自身疾病(高血压、脑梗死和骨折)做好相应的健康指导。
4. 老年人会有对疾病、对老伴的担心，应做好情绪安抚和健康教育。
5. 老年人的家庭支持存在一定的局限，应给予指导，获得更多的家庭支持。
6. 应围绕案例实际情景实施照护，避免空洞、脱离实际。
7. 不仅仅是生理、心理的照护，还包括社会照护，要提供社会支持与帮助。

【照护反思】

开展实际照护后，根据自身在照护实施中的问题书写反思报告(表 5-3-3)，描述本次照护的大概情况，照护中做得好的地方，描述本次照护中存在的问题，分析并找出原因，提出解决问题的办法，促进自我提升。

表 5-3-3 反思报告

1.描述要反思的事件	描述在本项目中某一个你需要反思的学习事件，描述发生了什么。
2.描述当时的真实感受	描述在这一学习事件过程中，你的感受和想法。
3.应对处理及对自己的评价	当时你是如何应对这个情况的？你对自己当时的处理评价如何？ 评价1： 评价2：
4.分析原因	具体分析造成不足的原因。
5.提升及改进	你将采取哪些措施去改进和提升，去克服困难和解决问题？如果再遇到类似情况，你将会有哪些不同的做法和改变？

5-3-2　骨折后老年人综合照护 PPT

5-3-3　骨折后老年人综合照护评价标准

5-3-4　湿热敷操作视频

【实战演练】

医院场景

×××，女，76 岁。因不慎跌倒，X 线检查显示为左侧股骨颈骨折，急症收住院，给予股骨颈骨折复位内固定术，现术后 2 周，生命体征平稳。血清 25-羟维生素 D 测定 6.52ng/ml，骨密度检查提示严重骨质疏松症。给予口服骨化三醇 1 丸/次，钙尔奇 1 片/次，1 次/天。检查既往患有右下肢静脉曲张 3 年，下肢皮肤完好。作为照护员，请完成以下任务：

1. 请书写案例照护计划。

2. 请完成下列照护，但又不仅限于以下内容：

(1)请给予她下肢静脉血栓预防指导。

(2)请给予她股骨颈骨折术后恢复期康复运动指导。

(3)请给予她骨质疏松症的健康指导。

3. 请根据案例绘制股骨颈骨折术后康复训练海报。

（陈井芳　冯乐玲　余锡芬）

班级		姓名		学号	

项目六　老年人其他常见疾病综合照护

任务一　糖尿病老年人的综合照护

学习目标

技能目标

1. 能正确对糖尿病老年人进行病情观察。
2. 能对糖尿病老年人出现低血糖时实施正确及时的处理。
3. 能正确测量血糖。
4. 能观察并发现老年人及其家属心理变化并进行心理疏导。
5. 能向老年人及其家属提供合适的社会支持和帮助。
6. 能在照护时避免不安全因素，保证老年人的安全。
7. 能向老年人及其家属进行糖尿病相关知识的宣教。

素质与思政目标

1. 保持良好的职业行为，有良好的仪表、举止、语言、态度。
2. 尊重老年人的文化和宗教信仰；尊重老年人有接受和拒绝照护的自主性和权力。
3. 具备同理心、爱心、耐心、细心。
4. 具有不怕脏、不怕累的无私奉献精神。
5. 在合适的情景下，与老年人进行开放式或闭合式交流，采用合适的宣教方法。
6. 遵循健康、安全、卫生标准及规则，遵守相关法规。

目前，老年人群中，糖尿病的知晓率、治疗率以及治疗达标率较低。老年人本身处在生命由鼎盛转向衰亡的阶段，智力、体能以及各脏器功能下降是常态，这无疑增加了对糖尿病老年人进行综合管理的难度。而很多老年人除了糖代谢异常以外，还伴随诸多基础疾病，40%～70%的糖代谢异常人群伴有高血压，30%～50%伴有血脂异常。当糖代谢异常、高血压、脂代谢异常同时存在时，心脑血管死亡风险会增加3倍，使得老年人糖尿病的管理“内外交困”。因此，对于患有糖尿病的老年人，照护应侧重于糖尿病教育、自我管理和血糖监测、饮食治疗、运动治疗和降糖药物治疗，同时给予必要的社会支持与帮助，最大程度提高老年人的生活质量。下面以居家照护为例进行糖尿病老年人的综合照护。

【情景导入】

×××，女，70岁。糖尿病病史24年，高血压病史15年，冠心病病史10年，长期口服降压药物，血压、血糖控制不稳定，血压最高可达 180/105mmHg，空腹血糖最高可达 12.1mmol/L。2 年前，家人发现她性格和行为有些异常，经常找不到衣服，物品有时也会随处乱放。退休前她是位服装裁剪工人，经常帮助邻居们裁剪服装。育有 3 子 1 女。老伴于 1 年前去世。老人目前独居，由照护员照护，今晨起自诉头疼、头晕、心慌、出汗、手抖，家人告知家庭医生，建议测血压、血糖，观察。

6-1-1 糖尿病老年人综合照护学习任务单

【照护任务】

1. 请书写案例照护计划。
2. 请完成下列照护，但又不仅限于以下内容：
(1)请给予老年人测血压。
(2)请给予老年人测血糖。
3. 请根据你的照护撰写一份反思报告。

【拓展与思考】

1. 该老年人为什么会出现头疼、头晕、心慌、出汗、手抖？
2. 血压值正常，而血糖值偏低，提示可能是什么问题？
3. 测血压和测血糖的注意事项有哪些？
4. 对此类老年人应该从哪些方面做好健康宣教？
5. 如何判断老年人的情绪和行为异常？可以做哪些康复训练缓解此类情况？

【案例分析】

1. 病情分析：老年人有糖尿病病史 24 年，高血压病史 15 年，冠心病病史 10 年，长期口服降压药物，血压、血糖控制不稳定，血压最高可达 180/105mmHg，空腹血糖最高可达 12.1mmol/L。2 年前，家人发现她性格和行为有些异常，经常找不到衣服，物品有时也会随处乱放。怀疑可能存在认知功能障碍。今晨起自诉头疼、头晕、心慌、出汗、手抖，怀疑可能发生低血糖。

2. 心理分析：①疾病原因。糖尿病病史 24 年，高血压病史 15 年，冠心病病史 10 年，可能还有认知功能障碍，家属会担忧焦虑。②社会支持原因。老伴 1 年前去世，老人目前独居，也会导致老年人和家属紧张、无措。分析家属和老年人的心理状态，从多角度去考虑和解决问题，做好心理疏导。

3. 照护分析：老年人有糖尿病、高血压和冠心病，血压和血糖控制不稳定，今晨主诉头疼、头晕、心慌、出汗、手抖等，怀疑是低血糖，需测血糖和血压进行确认，并且要做出紧急处理，以防发生并发症；针对出现的性格和行为异常，需对老年人的精神状态进行评估，为后续照护提供依据。

4. 健康教育分析：长期口服降压药物及降糖药物，但血压、血糖控制不稳定，血压最高可达 180/105mmHg，空腹血糖最高可达 12.1mmol/L，应结合案例做好健康宣教。

5. 社会支持分析：老年人育有 3 子 1 女，但老伴 1 年前去世，目前独居，需必要的社会支持。

【实际照护内容】

1. 为老年人用电子血压计测血压，明确血压值，若血压异常请及时采取措施。
2. 为老年人测量血糖，若血糖异常及时采取措施。
3. 用简易智能精神状态量表(MMSE)对老年人进行评估。
4. 为老年人进行疾病相关知识宣教，提供必要的社会支持与帮助。

【照护计划】

根据案例分析及任务要求，按照照护实施的逻辑顺序，制订该老年人的照护计划，填入表 6-1-1 中。

表 6-1-1　照护计划

照护任务	照护目标	照护依据	照护措施

【照护实施】

按如表 6-1-2 所示步骤实施照护。

表 6-1-2　照护实施步骤

步骤	照护内容	照护要点及沟通宣教示例
操作者准备	照护员穿着得体，洗手，必要时戴口罩	
核对	核实老年人身份信息	“奶奶，您好，我是您的照护员×××，请问您叫什么名字？生日是几月几日？”
询问	询问老年人及其家属需求及发病经过	询问需求及发病经过，如头晕、心慌、用药、饮食、睡眠、情绪、二便、疾病症状等
评估	评估老年人情绪、肢体活动等情况	评估测量血压的上臂皮肤、活动、饮食情况以及手指温度、皮肤、血运情况。 报告评估情况
解释说明	说明照护的目的与意义	说明照护的目的与意义，取得老年人配合，要注意情绪的安抚
用物准备	①急救箱：电子血压计、血糖仪、血糖试纸、酒精棉片、采血针、无菌棉签、记录单、笔、洗手消毒液、简易智能精神状态量表；②医疗及生活垃圾袋	用物按照操作顺序合理摆放。 检查血压计及血糖仪、试纸的质量
取体位	取平卧位或半坐卧位	协助老年人取平卧位或半坐卧位，以老年人舒适为宜
测量血压	①取体位；②缠血压计；③按开始键；④测量完毕，排尽袖带余气，整理妥善	测量时保持安静。 注意“四定”。 袖带下缘距肘窝 2～3cm，松紧以能放入一指为宜。 注意做好人文关怀，如及时拉好衣袖
报告血压值	报告血压值并安慰老年人及其家属	
测血糖准备	评估老年人意识状态、进食时间、服药情况和手指皮肤、血运情况	询问老年人或者家属早上是否进食，若进食，则进食多长时间，是否按时按量服降血糖药，是否对酒精过敏
测血糖	①洗手；②选择合适的手指，拿酒精棉片进行消毒；③采血针紧贴采血部位按下；④用试纸采血读数；⑤棉签按压采血部位⑥正确处理用物，洗手	检查试纸是否在有效期内，确认试纸上的校正码与血糖仪屏幕上的校正码一致。 询问老人是否对酒精过敏。 采用第二滴血
报告血糖值	报告血糖值并安慰老年人和家属	
低血糖处理	①口服糖水或饼干、馒头等；②15 分钟后再次测量血糖，询问老年人症状是否缓解	在照护过程中，也要关注家属的情绪，适时给予安慰
使用简易智能精神状态量表(MMSE)评估	①告知评估的目的与意义、内容及其评分规则；②评估内容全面，与老人及其家属有效沟通；③观察老人动态变化；④用恰当语言告知评分结果	态度认真，指导语通俗易懂。 评估过程中注意保暖

续表

步骤	照护内容	照护要点及沟通宣教示例
健康宣教	①情绪稳定，作息规律的重要性；②饮食照护；③低血糖的识别、预防和紧急处理；④注意保暖，预防感冒；⑤鼓励老年人积极参与到自我护理，养成良好的生活习惯和遵医用药行为、每天进行血糖、血压监测，积极配合认知训练	宣教时应及时获取老年人及其家属的反应，及时调整。 宣教要有顺序，目前应该是以糖尿病知识宣教为主，比如低血糖的识别、预防和紧急处理等；应该强调认知训练在血压、血糖稳定后进行。 要注意及时正确应对老年人和家属提出的问题
整理	①整理老年人的床单位，确认环境舒适；②床旁铃放在床旁；③拉起床栏，确保安全	
记录	记录血糖值、血压值和简易智能精神状态量表得分，老年人和家属的反应等情况	所有数据均记录，且数据真实

【照护流程】

照护流程如图 6-1-1 所示。

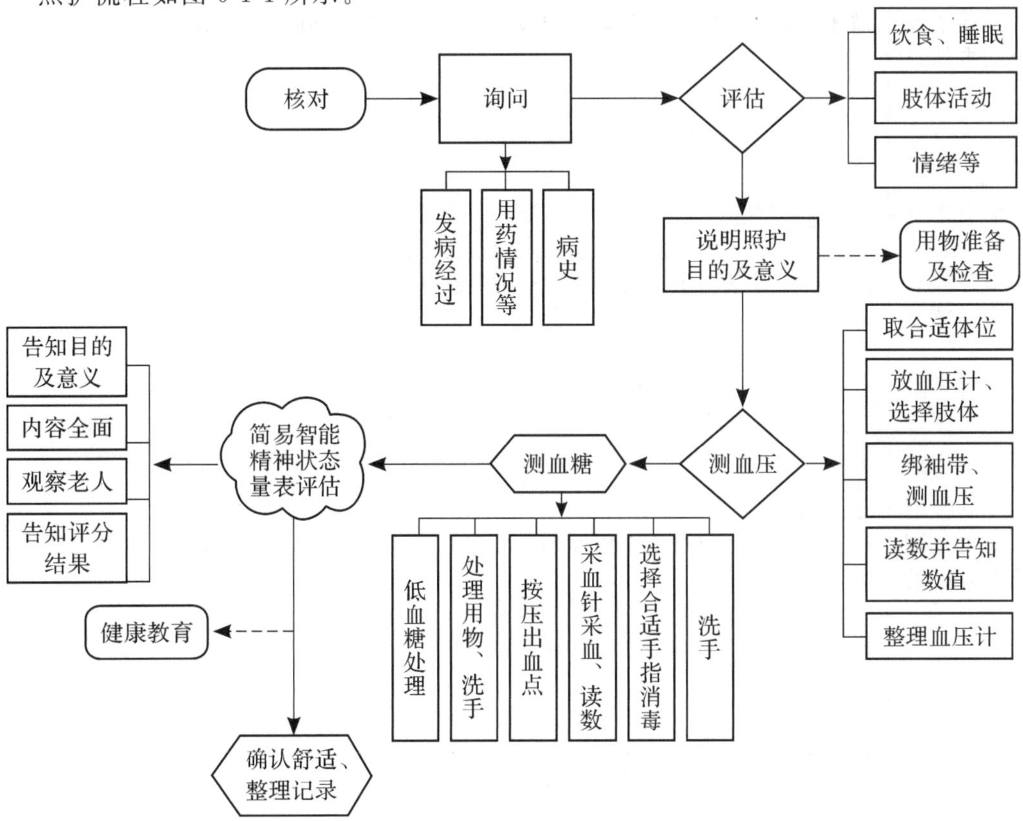

核对
询问
发病经过
用药情况等
病史
评估
饮食、睡眠
肢体活动
情绪等
说明照护目的及意义
用物准备及检查
取合适体位
放血压计、选择肢体
绑袖带、测血压
读数并告知数值
整理血压计
测血压
测血糖
低血糖处理
处理用物、洗手
按压出血点
采血针采血、读数
选择合适手指消毒
洗手
简易智能精神状态量表评估
告知目的及意义
内容全面
观察老人
告知评分结果
健康教育
确认舒适、整理记录

图 6-1-1　照护流程

【注意事项】

1. 避免影响测量血压的因素，做好情绪安抚，确认测量前 30 分钟老年人无进食、饮水、吸烟、沐浴、冷热敷、剧烈运动等情况。

2. 测血糖时采用第二滴血，以免测量结果不准确。

3. 处理低血糖后，随时关注老年人症状是否缓解，如无缓解，可 15 分钟后再次给予含糖食物。

4. 用简易智能精神状态量表（MMSE）评估时，要结合老年人受教育程度进行判定。

5. 老年人和家属对低血糖以及认知功能障碍有疑虑，应做好情绪安抚和健康教育。

6. 应围绕案例实际情景实施照护，避免空洞、脱离实际。

7. 不仅仅是生理、心理的照护，还包括社会照护，提供社会支持与帮助。

【照护反思】

开展实际照护后，根据自身在照护实施中的问题书写反思报告（表 6-1-3），描述本次照护的大概情况，照护中做得好的地方，描述本次照护中存在的问题，分析并找出原因，提出解决问题的办法，促进自我提升。

表 6-1-3　反思报告

1. 描述要反思的事件	描述在本项目中某一个你需要反思的学习事件，描述发生了什么。
2. 描述当时的真实感受	描述在这一学习事件过程中，你的感受和想法。
3. 应对处理及对自己的评价	当时你是如何应对这个情况的？你对自己当时的处理评价如何？ 评价 1： 评价 2：

续表

4. 分析原因	具体分析造成不足的原因。
5. 提升及改进	你将采取哪些措施去改进和提升，去克服困难和解决问题？如果再遇到类似情况，你将会有哪些不同的做法和改变？

6-1-2　糖尿病老年人综合照护 PPT

6-1-3　糖尿病老年人综合照护评价标准

6-1-4　测血糖视频

6-1-5　胰岛素注射视频

【实战演练】

社区场景

×××，女，65 岁，糖尿病病史 5 年。口服降糖药物控制效果不佳，1 个月前偶有烦躁、乏力等症状，未予重视。2 周前老伴行心脏搭桥手术，现已出院回家。晨起出现乏力症状，因担心糖尿病加重，心情焦虑，前来照护中心寻求帮助。她平常喜欢看电视剧，经常熬到半夜。育有 1 子 1 女，均在外地，工作较忙。作为照护员，请完成以下任务：

1. 请书写案例照护计划。

2. 请完成下列照护，但又不仅限于以下内容：

(1)请帮她测量血糖并观察记录。

(2)请使用简易智能精神状态量表评估她的焦虑程度并给予心理支持。

(3)请对她的糖尿病情况进行具体指导。

3. 请根据案例绘制预防低血糖健康教育海报。

（吴佳莹　王　凤）

任务二 乳腺癌术后老年人的综合照护

学习目标

技能目标

1.能正确评估老年人的心理、伤口护理、上肢功能等状况,并给予针对性指导。

2.能为老年人进行基础照料,如测量体温等。

3.能根据术后不同时期为老年人制订康复计划并正确指导肢体功能训练。

4.能观察并发现老年人心理变化并进行心理疏导。

5.能为老年人提供维持、改变个人形象上的支持与建议。

6.能向老年人及其家属提供社会支持与帮助。

7.能向老年人进行疾病相关知识的宣教。

素质与思政目标

1.保持良好的职业行为,有良好的仪表、举止、语言、态度。

2.尊重老年人的文化和宗教信仰;尊重老年人有接受和拒绝照护的自主性和权力。

3.具备同理心、爱心、耐心、细心。

4.在合适的情景下,与老年人进行开放式或闭合式交流,采用合适的教育方法。

5.能够给老年人以及时的鼓励与肯定。

6.遵循健康、安全、卫生标准及规则,遵守相关法规。

7.能讨论出新的安全的工作方式以改善老年人的生活质量和幸福程度。

乳腺癌术后老年人,由于乳腺、腋窝等手术创面和疤痕的影响,患侧肩关节活动会存在不同程度的受限。因此,术后照护应侧重于鼓励和协助老年人早期开始正确的肢体康复训练,以期加强肩关节活动、恢复上肢功能。根据术后天数不同,指导老年人循序渐进增加训练范围。如术后24小时内以伸指、握拳等活动为主;术后1～3天可进行上肢屈肘、伸臂;术后第4～7天可以练习用患侧上肢摸对侧肩部及同侧耳部动作;术后10天左右可以开始转动肩关节,做手指爬墙等运动。另外,由于手术治疗、化学治疗、内分泌治疗、放射治疗等综合治疗以及担心疾病预后等因素,也会引起心理、经济等各方面的问题,需要给予老年人恰当的生活照护和心理支持,同时给予必要的社会支持与帮助,最大限度地改善老年人的生活质量。下面以住院期间照护为例进行乳腺癌术后老年人的综合照护。

【情景导入】

×××,女,79岁,因"乳腺癌化疗6次,拟行手术"入院。查体:右侧乳房内上象限可触及2cm×1cm肿物,在全麻下行"单侧保乳改良根治术(Ⅳ级)",手术顺利。术后第

3 天，老年人受凉后出现咽痛、流涕，体温最高达 37.9℃，查体发现咽部充血，考虑为上呼吸道感染，给予对症治疗。现术后第 4 天，老年人焦虑、恐惧情绪加重。

【照护任务】

1. 请书写案例照护计划。

2. 请完成下列照护，但又不仅限于以下内容：

(1)请给老年人测量体温。

(2)请指导术后肢体功能训练。

(3)请给予心理疏导。

3. 完成乳腺癌健康教育海报。

6-2-1　乳腺癌术后老年人综合照护学习任务单

【拓展与思考】

1. 乳腺癌术后术侧上肢功能训练的目的是什么？如何安排训练的时间与内容？需注意哪些事项？

2. 老年人体温可能有哪几种情况？如何向老年人解释宣教？

3. 术后上肢水肿的原因有哪些，如何护理？

4. 对乳腺癌术后的老年人应该从哪些方面做好健康宣教？

5. 老年人近期为何会情绪不佳？可以从哪些角度切入进行老年人的情绪安抚？

6. 如何寻求对老年人的社会支持与帮助？

【案例分析】

1. 病情分析：老年人在全麻下行“单侧保乳改良根治术(Ⅳ级)”，第 3 天受凉后出现咽痛、流涕，体温最高达 37.9℃，查体发现咽部充血，考虑为上呼吸道感染，给予对症治疗。

2. 心理分析：根据案例，导致焦虑恐惧可能有以下几个因素：①疾病原因。乳腺癌术后恢复效果一般，心理上会有挫败无力感；对疾病的治疗认知缺乏，可能会担心疾病预后，影响心情；也可能会担心发热与乳腺癌病情有关等。②生活自理原因。术后每日生活需要他人照顾，觉得不方便，产生焦虑情绪。③社会支持原因。可能会思念家人或者家人照顾不够，或者可能会担心经济问题，导致情绪不佳。分析老年人产生焦虑恐惧的原因，从多角度去考虑和解决问题，做好心理疏导。

3. 照护分析：术后应给予健侧体温测量，老年人因担心伤口疼痛可能会影响到患侧上肢功能训练，指导时应详细解释训练的目的、时间与内容以及注意事项；照护中及时给予老年人鼓励与表扬，以帮助老年人树立继续康复训练的信心。

4. 健康教育分析：应结合案例做好健康宣教。

5. 社会支持分析：案例中相关信息较少，需要进一步沟通以判断是否存在经济、社会等方面需要支持与帮助等问题。

【实际照护内容】

1. 为老年人测体温，明确体温值。

2.请指导老年人术后肢体功能训练。

3.为老年人进行情绪安抚,缓解焦虑紧张情绪。

4.为老年人进行疾病相关知识宣教,提供必要的社会支持与帮助。

【照护计划】

根据案例分析及任务要求,按照照护实施的逻辑顺序,制订该老年人的照护计划,填入表6-2-1中。

表6-2-1　照护计划

照护任务	照护目标	照护依据	照护措施

【照护实施】

按如表6-1-2所示步骤实施照护。

表6-1-2　照护实施步骤

步骤	照护内容	照护要点及沟通宣教示例
操作者准备	照护员穿着得体,洗手,必要时戴口罩	
核对	核实老年人身份信息	“奶奶,您好,我是您的照护员×××,请问您叫什么名字?让我看下您的手腕带。”
询问	询问老年人的感受和感觉	询问老年人的感受和感觉,如饮食、睡眠、情绪、二便、疾病症状、术后伤口、上肢功能等
评估	评估老年人情绪、体温、术后伤口、上肢活动等情况	评估并报告评估结果
解释说明	说明照护的目的与意义	说明照护的目的与意义,注意情绪的安抚,取得老年人配合
用物准备	①治疗车上层:消毒体温计盒(内有体温计)、记录单、笔、洗手消毒液、污物盒(放用过的体温计);②治疗车下层:医疗及生活垃圾桶	用物按照操作顺序合理摆放
测量体温	①取体位;②选肢体部位;③告知测量时配合要求;④清洁腋下;⑤检查体温计;⑥测量;⑦取体温计;⑧读数值	测量时保持安静。注意应在健侧测量体温。测量前应将体温计数值甩至35℃以下。测量时,上臂夹紧,弯曲肘部,然后手放对侧肩部。测量时间符合要求。做好健康宣教,至少包含4个主题
报告体温值	报告体温值并安慰老年人	
处理用物	正确处理体温计	
取体位	取床上坐位	安置的体位要求舒适、安全
上肢功能训练	①评估术后恢复情况;②讲解训练要领;③示范功能训练;④协助指导老年人完成功能训练	及时给予鼓励与表扬。做好情绪和康复宣教。关注老年人的学习情况,给予及时协助与指导。关注照护对象新增或突发的照护需求,并及时处理
整理	整理老年人的床单位,确认环境舒适;②床旁铃放在床旁;③拉起床栏,确保安全	
记录	记录体温值及训练过程中老年人的反应等情况	所有数据均记录,且数据真实

【照护流程】

照护流程如图 6-2-1 所示。

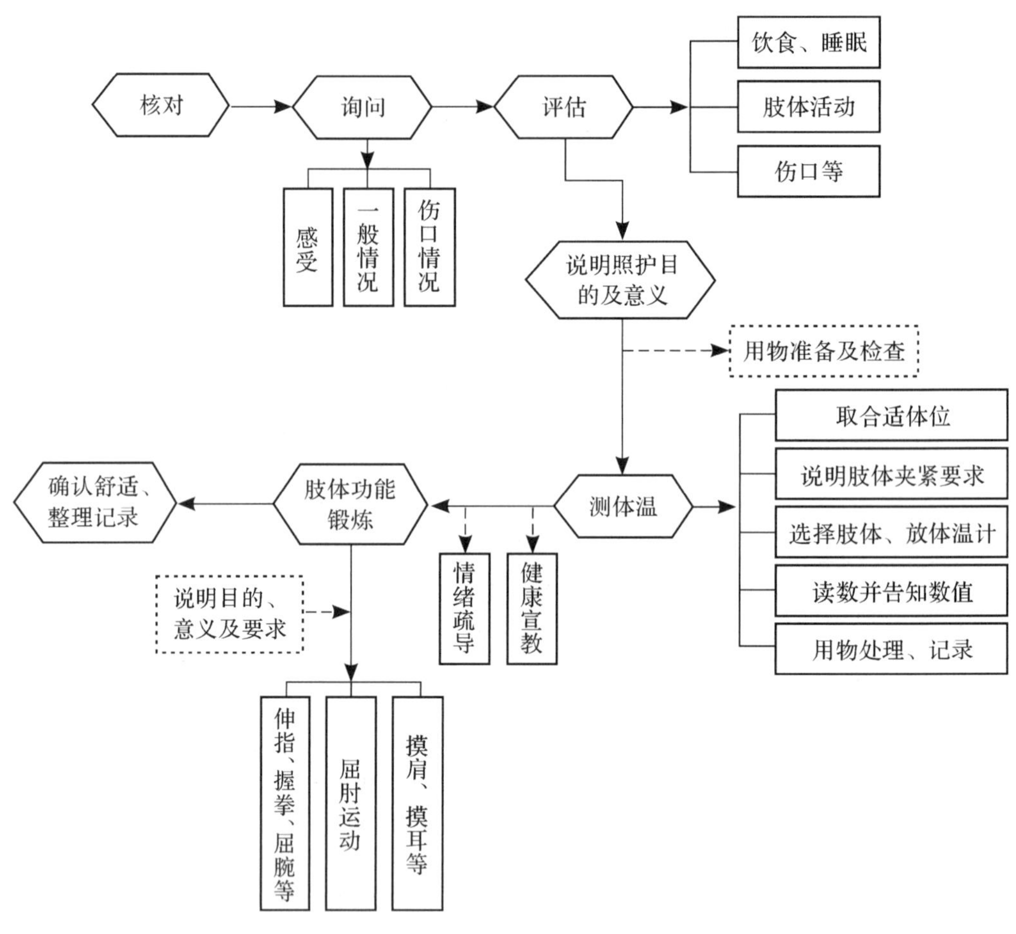

图 6-2-1　照护流程

【注意事项】

1. 避免影响测量体温的因素，做好情绪安抚。确认测量前 30 分钟老年人无进食、饮水、吸烟、沐浴、冷热敷、剧烈运动等情况。

2. 合理选择测量部位，乳腺癌术后应选择健侧肢体。

3. 测量体温时，注意测量的体位和姿势正确。

4. 术后功能训练依照计划进行，注意循序渐进增加训练范围。训练过程中时刻关注老年人的反应，及时给予鼓励以树立信心。

5. 由于疾病影响、康复训练、生活依赖等问题，老年人会有焦虑恐惧情绪，应做好情绪安抚和健康教育。

6. 应围绕案例实际情景实施照护，避免空洞、脱离实际。

7.不仅仅是生理、心理的照护，还应该包括社会照护，要提供社会支持与帮助。

【绘制健康教育海报】

开展实际照护后，通过评估、交流、观察等方式发现照护对象及其家属在疾病照护、生活照护、心理照护、社会支持等方面存在的问题，有针对性地给予健康指导。对照护对象进行乳腺癌健康教育，根据健康教育内容绘制海报，要求做到图文结合，通俗易懂，主题明确。这一主题的海报可从如表 6-1-3 所示角度来展开。

表 6-1-3　健康教育海报的主题与内容

宣教主题	宣教内容	注意要求
1.乳房癌诱发因素	高脂肪饮食、肥胖、雌激素类药物等	1.字迹清晰。 2.没有修改或删减。 3.至少 4 个主题，每个主题最少 3 个绘制元素
2.症状及处理	乳房肿块、皮肤异常、乳房外形改变等	
3.术后肢体功能训练	24 小时内：以伸指、握拳等活动为主；1～3 天：上肢屈肘、伸臂；4～7 天：患侧上肢摸同侧耳部、摸对侧肩部；术后 10 天左右：手指爬墙、梳头等	
4.医疗照护	坚持化疗或放疗；定时自查；自我防护：术侧上肢不宜搬重物、避免测血压、静脉穿刺；康复训练等	

6-2-2　乳腺癌术后老年人综合照护 PPT

6-2-3　乳腺癌术后老年人综合照护评价标准

6-2-4　乳腺癌术后肢体功能训练

【实战演练】

一、家庭场景

×××，57 岁，2 个月前洗澡时无意中发现左侧乳房有一肿块，无痛，皮肤不红，后肿块迅速长大到医院就诊。查体：左侧乳房外上象限有一约 4cm×3cm 肿块，质硬，边界不清，表面高低不平，活动度尚可；患侧乳房到乳头向外上方移位，同侧腋窝可扪及两个无痛可推动的淋巴结。初步诊断为“乳腺癌”。10 天前全麻下行“乳腺癌根治术＋腋下淋巴结清扫术”，已出院回家休养。晨起感觉头晕，有糖尿病病史 10 年。作为照护员，请完成以下任务：

1.请书写案例照护计划。

2.请完成下列照护，但又不仅限于以下内容：

(1)请帮她测量血糖。

(2)请根据情况指导术后上肢功能训练。

(3)请给予乳腺癌术后健康教育。

3.请在照护完成后撰写反思报告。

二、日间照护中心场景

×××,女,78岁。半个月前行“右侧乳腺癌根治术”。经治疗后生命体征和病情稳定,准备进行化疗。日常生活部分需要协助。丈夫一年前离世,与女儿同住。今日因女儿有事,将其送到日间照护中心。高血压病史15年,为控制血压,遵医嘱服用硝苯地平,每天2次,每次10mg。她很沮丧,觉得自己是女儿的累赘,感觉生活失去意义。作为照护员,请完成以下任务:

1.请书写案例照护计划。

2.请完成下列照护,但又不仅限于以下内容:

(1)请提供心理支持,帮助她缓解情绪。

(2)请协助她服药。

(3)请评估她的术后伤口、上肢功能恢复情况。

(4)请指导并鼓励她完成上肢功能训练。

3.请根据案例绘制乳腺癌健康教育海报。

(葛　炜　郭丽芬)

任务三　中耳炎老年人的综合照护

学习目标

技能目标

1.能正确评估老年人的身体一般情况、机体功能、疾病相关症状及环境等，并给予针对性指导。

2.能正确评估老年人对于疾病的理解，侧重于健康教育需求、情感和社会、心理支持的需要。

3.能为老年人进行生活照料，如睡眠照料、协助服用药物、应用滴耳剂、穿脱衣服、更换床单、协助进食、翻身等。

4.能为老年人制订康复计划表并督促老年人进行康复训练。

5.能观察并发现老年人心理变化并进行心理疏导。

6.能在照护时避免不安全因素，保证老年人的安全。

7.能向老年人及其家属提供社会支持与帮助。

8.能向老年人进行疾病相关知识的宣教。

9.能应对照护过程中的突发状况。

素质与思政目标

1.保持良好的职业行为，有良好的仪表、举止、语言、态度。

2.尊重老年人的文化和宗教信仰，尊重老年人有接受和拒绝照护的自主性和权力。

3.具备同理心、爱心、耐心和细心。

4.在合适的情景下，采用合适的教育方法与老年人进行开放式或闭合式交流。

5.遵循健康、安全、卫生原则，注意劳动保护。

6.遵循法律、法规、公约和标准。

7.能讨论出新的安全的工作方式以改善老年人的生活质量和幸福程度。

8.能够给老年人以及时的鼓励与肯定。

9.鼓励老年人最大限度发挥能动性。

10.保护老年人的隐私。

老年人由于抵抗力下降，且罹患多种慢性疾病，包括心脑血管疾病（如高血压、冠心病、脑血栓、脑出血）、糖尿病和呼吸系统疾病（如慢性阻塞性肺疾病）等，往往抵御感染的能力较差，较年轻人更容易诱发中耳炎。部分老年人患中耳炎后症状不明显，往往不能及时就医，导致延误病情，急性中耳炎发展为慢性中耳炎，从而影响听力，影响生活质量。

因此，老年人得了中耳炎一定要早期发现，早期治疗。急性中耳炎老年人的照护要点是帮助老人遵医嘱应用滴耳剂，以控制炎症，减轻局部的疼痛症状。同时需要关注老年人的心理状况，给予必要的社会支持与心理疏导。如果老年人合并其他基础疾病，如脑卒中、高血压、糖尿病等，还需进行综合照护，具体参照相关内容。下面以社区日间照料中心场景为例进行中耳炎老年人的综合照护。

【情景导入】

×××，女，72岁。高血压、冠心病史5年，1年前曾因突发"脑血栓"住院治疗。目前她右侧肢体偏瘫，日常生活起居主要由老伴协助，为控制血压，遵医嘱每天服用硝苯地平，每天2次，每次10mg。近几日，患中耳炎，右耳痛、耳鸣，影响到晚上睡眠，社区医院给予氧氟沙星滴耳剂滴耳，每天2次，每次3滴。今日她的老伴要去参加老战友儿子的婚礼，用轮椅将她送到日间照护中心。老人有个儿子，在国外定居。

6-3-1 中耳炎老年人综合照护学习任务单

【照护任务】

1. 请书写案例照护计划。
2. 请完成下列照护，但又不仅限于以下内容：
(1)请协助她服用药物。
(2)请为她应用滴耳剂。
(3)应对紧急情况。
3. 请完成使用康复辅具的健康教育海报。

【拓展与思考】

1. 什么是中耳炎？老年人患中耳炎有哪些特点，如何进行评估？老年人中耳炎对其生活有何影响？

2. 协助口服给药和应用滴耳剂时，如何进行药物的核对？

3. 协助应用滴耳剂时的注意事项有哪些？如何观察用药后反应？

4. 在照护该老年人过程中可能会发生什么紧急情况，如老人有"脑血栓"病史，右侧肢体偏瘫，有高血压，是否可能发生跌倒？服药过程中是否可能出现呛咳？有冠心病史是否可能发生心绞痛、心肌梗死等急性冠脉综合征？

5. 老伴参加战友儿子婚礼不在身边陪伴，子女在国外，加上中耳炎导致夜间睡眠不佳，老年人是否会有不良情绪？

6. 对患有中耳炎的老年人应该从哪些方面做好健康宣教？

7. 可以从哪些角度切入进行老年人的情绪安抚？

【案例分析】

1. 病情分析：老年人高血压、冠心病史5年，1年前曾因突发"脑血栓"后右侧肢体偏瘫，服用硝苯地平降压药，目前患中耳炎，右耳痛、耳鸣影响晚上睡眠，用氧氟沙星滴耳液滴耳。

2.心理分析:根据案例,导致老年人情绪问题可能有以下几个因素:①疾病原因。“脑血栓”1年后右侧肢体偏瘫,心理上会有挫败无力感;另外,目前患中耳炎,右耳痛、耳鸣影响晚上睡眠,晚上睡眠不佳导致白天精神差,情绪低落。②生活自理原因。需老伴协助日常生活起居,生活多有不便,有焦虑情绪。③环境原因。老伴因为参加战友儿子婚礼将其送至日间照料中心,因为对环境不是很熟悉,可能会感觉到失落,缺乏安全感。④社会支持原因。儿子在国外定居,可能会思念儿子,导致情绪不佳。分析老年人产生不良情绪的原因,从多角度去考虑和解决问题,做好心理疏导。

3.照护分析:老年人右侧肢体偏瘫,在协助服用药物和应用滴耳剂时应关注到这个问题;照护中进行正确的指导并及时给予老年人鼓励与表扬,以树立老年人的信心;鼓励其发挥能动性,做力所能及的事情;照护过程中随时观察,保证老年人舒适,及时沟通了解其心理状态,鼓励照护对象积极配合治疗;照护过程中需不断评估照护对象对于疾病的理解,侧重于健康教育需求、情感和社会、心理支持的需要。

4.健康教育分析:老年人有高血压、冠心病、偏瘫和中耳炎,应结合案例做好健康宣教。

5.社会支持分析:案例中相关信息较少,需要进一步沟通以判断是否需要经济、社会等方面的支持与帮助。

【实际照护内容】

1.为老年人进行心理疏导,缓解焦虑情绪,老年人情绪稳定。

2.协助老年人服药,老年人能配合服药,血压稳定在正常范围。

3.为老年人进行氧氟沙星滴耳剂滴耳,缓解耳部疼痛,治疗中耳炎。

4.向老年人进行高血压和预防跌倒相关知识宣教,提供必要的社会支持与帮助。

【照护计划】

根据案例分析及任务要求,按照照护实施的逻辑顺序,制订该老年人的照护计划,填入表6-3-1中。

表 6-3-1 照护计划

照护任务	照护目标	照护依据	照护措施

【照护实施】

按如表 6-3-2 所示步骤实施照护。

表 6-3-2　照护实施步骤

步骤	照护内容	照护要点及沟通宣教示例
操作者准备	照护员穿着得体,洗手,必要时戴口罩	
核对	核实照护对象的身份信息	“奶奶,您好,我是您的照护员×××,请问您叫什么名字?您的生日是几月几日?您家住在哪里?”
开启话题	与照护对象建立融洽关系,初次见面询问喜欢的称呼	“奶奶,我叫您×××好吗?”
询问	评估照护对象现在的感受和感觉,必要时给予心理疏导	询问照护对象一般情况(如饮食、睡眠、二便、情绪等)及疾病相关的症状。心情怎样?感觉怎样?有无不舒服等
评估	评估照护对象对于疾病的理解,侧重于健康教育需求、情感和社会、心理支持的需要	对所患疾病的了解程度,对现状和治疗情况的感受,疾病对照护对象生活、家庭、经济收入等的影响等
解释说明	解释本次照护的目的、意义,确认照护对象已理解本次照护过程	讲解本次照护包括口服给药、滴耳药使用的目的及方法,取得照护对象配合,注意情绪的安抚
用物准备	①治疗车上层:记录单、服药单、笔、洗手消毒液、饮水杯、药杯、硝苯地平药片、氧氟沙星滴耳剂、湿巾、纸巾、手电筒、垫枕;②治疗车下层:医疗及生活垃圾桶	用物按照操作顺序合理摆放
协助口服给药	①坐轮椅上取舒适体位;②评估吞咽功能;③共同核对药物;④协助清洁双手;⑤协助喝水润喉;⑥取药递于老年人;⑦老年人自行服药;⑧协助老年人服药后喝水咽下;⑧确认药物已服下;⑨保持坐位 10 分钟以上;⑩告知服药注意事项	仔细核对药物的名称、剂量、用法及有效期。老年人喝水时需观察有无呛咳,避免用吸管喝水以免发生呛咳。观察药物疗效及不良反应,做好健康宣教
协助滴耳	①协助取头侧位患耳在上;②告知用药时感受;③共同核对药物;④评估耳道及耳部症状;⑤轻拉耳朵暴露耳道,滴耳;⑥按压耳屏;⑦保持体位 2～5 分钟;⑧告知滴耳注意事项	将老年人耳廓向后上方轻轻牵拉,使耳道变直。药液沿耳道后壁滴入 3 滴,做好健康宣教
应对紧急情况(老年人提出要上洗手间,在操作过程中老年人冠心病发作倒地,心搏呼吸骤停,需为其进行心肺复苏)	①确保现场环境安全;②检查照护对象(模型人)有无反应、有无呼吸及脉搏;③确认照护对象(模型人)意识丧失,立即呼叫并请他人帮忙拨打 120 急救电话;④安置复苏体位;⑤解开照护对象(模型人)衣领、腰带,暴露胸腹部;⑦胸外按压;⑧开放气道,人工呼吸;⑧判断复苏效果(标准病人)	操作过程中做好人文关怀。心肺复苏体位:头、颈、躯干在同一轴线上,双手放于身体两侧,身体无扭曲。按压部位:胸骨中下部;按压方法:手掌根部折叠,手指翘起,两臂伸直,使双肩位于双手的正上方;垂直向下用力快速按压,按压频率 100～120 次/分,深度5～6cm;按压与呼吸比 30∶2

续表

步骤	照护内容	照护要点及沟通宣教示例
处理用物	正确处理废弃物,对废弃物进行分类	
取体位	取复原体位,侧卧或头偏向一侧	安置的体位要求舒适、安全
整理	①整理老年人的衣物,做好适当的保暖;②整理物品;③确保安全	
记录	记录评估的阳性体征、干预措施、结果等,记录老年人服药和滴耳剂使用情况,突发状况、抢救情况及复苏效果	必要的数据均记录,且数据真实

【照护流程】

照护流程如图 6-3-1 所示。

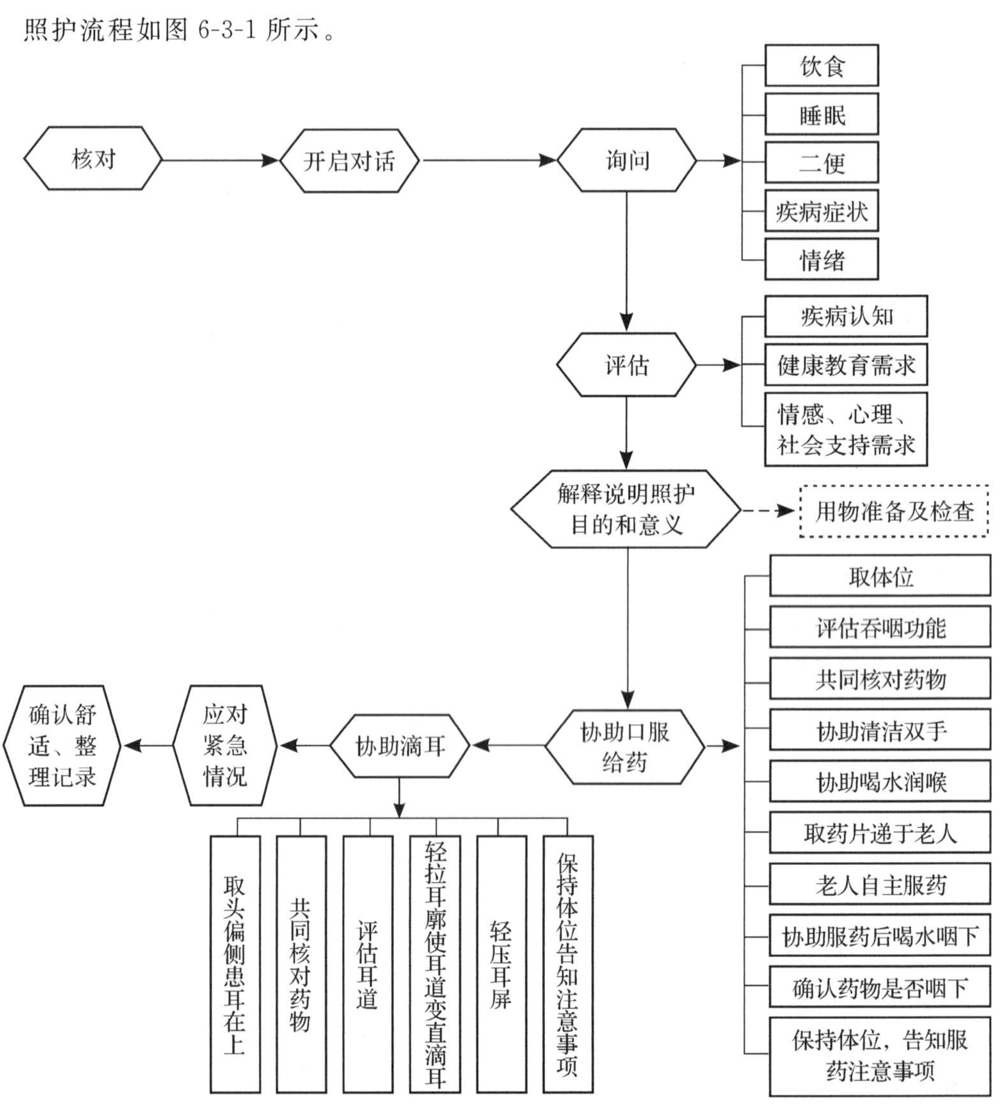

图 6-3-1　照护流程

【注意事项】

1. 操作过程中关注环境情况，包括温、湿度适宜，光线明亮，空气清新。

2. 对老年人进行综合评估，包括全身情况（如精神状态、饮食、二便、睡眠等），局部情况（如肌力、肢体活动度、皮肤情况等），特殊情况（针对本情景可能存在的情况）。

3. 口服药物时，需采取坐位或半坐位；饮水的温度需适宜，用手腕内侧测试水温适宜，约 38～40℃；如需服用多种药物，应按照医嘱顺序进行；服药后应保持体位 10 分钟以上；服药后需观察反应，如有异常需及时报告医生。

4. 使用滴耳剂时，需确认患侧耳朵；将滴耳剂在手中握紧升温，避免过凉；滴入后轻压老年人耳屏，使药液充分进入中耳，保持体位 5 分钟。

5. 脑血栓后恢复期老年人，由于疾病康复、生活依赖等问题，会有对疾病的担心、焦虑，应做好情绪安抚和健康教育。

6. 应围绕案例实际情景实施照护，避免空洞、脱离实际。

7. 对临场突发状况能快速应变，根据老人及现场条件灵活机动实施照护，具有很强的解决问题的能力。

8. 不仅仅是生理、心理的照护，还包括社会照护，要提供社会支持与帮助。

【绘制健康教育海报】

开展实际照护后，通过评估、交流、观察等方式发现照护对象及其家属在疾病照护、生活照护、心理照护、社会支持、辅具使用等方面存在的问题，有针对性地给予健康指导。对照护对象进行康复辅具使用健康教育，根据健康教育内容绘制海报，要求做到图文结合，通俗易懂，主题明确。这一主题的海报可从如表6-3-3所示角度来展开。

表 6-3-3　健康教育海报的主题与内容

<table>
<tr><th>宣教主题</th><th>宣教内容</th><th>注意要求</th></tr>
<tr><td>1. 辅具介绍</td><td>轮椅、助行器、拐杖等</td><td rowspan="4">1. 字迹清晰。
2. 没有修改或删减。
3. 至少 4 个主题，每个主题最少 3 个绘制元素</td></tr>
<tr><td>2. 辅具使用错误点</td><td>以手杖使用为例，可绘制使用时间、手杖高度、迈步方式等</td></tr>
<tr><td>3. 风险防控</td><td>可绘制辅具使用时地面要求、衣裤要求、光线要求、营养摄入要求等</td></tr>
<tr><td>4. 正确使用方法</td><td>以手杖使用为例，可绘制迈步方式、手杖位置、高度、距离等</td></tr>
</table>

6-3-2　中耳炎老年人综合照护 PPT

6-3-3　中耳炎老年人综合照护评价标准

6-3-4　使用滴耳剂操作视频

【实战演练】

一、家庭场景

×××,男,76岁,20年前确诊高脂血症,10年前确诊高血压,1个月前诊断为轻度阿尔茨海默病。以前性格开朗、脾气好,近期有所改变,不爱与人交往,经常发脾气。近期老人原有的中耳炎又发作了,诉说左耳疼痛,医嘱给予“诺氟沙星滴耳剂”滴耳,6滴/次,每天3次。回家后老人就忘记医生的嘱咐,老伴和他说了好几遍,还是记不住,还生闷气不理老伴。作为照护员,请完成以下任务:

1.请书写案例照护计划。

2.请完成下列照护,但又不仅限于以下内容:

(1)请帮老年人使用滴耳剂。

(2)请根据情况对老年人开展认知功能训练。

(3)请给予老年人及其老伴高血压健康教育。

3.请在照护完成后撰写反思报告。

二、养老机构场景

×××,女,67岁,从事幼儿教育工作30多年,现已退休。高血压病史15年,2年前诊断为脑卒中,左侧肢体瘫痪。1年前入住护养院。老伴患有动眼神经麻痹、眼痛多年,女儿是医生,工作较忙,有2个外甥。生病前最爱设计幼儿服装,喜欢亲手缝制。老年人日常生活需要他人协助,她觉得很不方便,经常低声哭泣,希望自己快点好起来。近日,老年人得了中耳炎,主诉右耳疼痛,影响睡眠,情绪不佳。医嘱给予氧氟沙星滴耳剂。作为照护员,请完成以下任务:

1.请书写案例照护计划。

2.请完成下列照护,但又不仅限于以下内容:

(1)请提供心理支持,帮助她缓解情绪。

(2)请为老年人测量血压。

(3)请评估老年人的肌力并进行肌力训练。

(4)请为老年人使用滴耳剂。

3.请根据案例绘制脑卒中的健康教育海报。

（陈　燕　黄金银）

任务四　类风湿疾病老年人的综合照护

学习目标

技能目标

1. 能正确评估老年人的身体、关节功能、环境等状况，并给予针对性指导。
2. 能为老年人进行生活指导，做力所能及的事情，如刷牙、洗脸、穿衣等。
3. 能为老年人制订预防关节失用的康复训练计划并监督老年人进行训练。
4. 能指导并协助老年人运用铁球、面团、橡胶圈等辅助工具进行康复训练。
5. 能观察并发现老年人心理变化并进行心理疏导。
6. 能在照护时避免不安全因素，保证老年人的安全。
7. 能向老年人及其家属提供社会支持与帮助。
8. 能向老年人进行疾病相关知识的宣教。

素质与思政目标

1. 保持良好的职业行为，有良好的仪表、举止、语言、态度。
2. 尊重老年人的文化和宗教信仰；尊重老年人有接受和拒绝照护的自主性和权力。
3. 具备同理心、爱心、耐心、细心。
4. 在合适的情景下，与老年人进行开放式或闭合式交流，采用合适的教育方法。
5. 遵循健康、安全、卫生标准及规则，遵守相关法规。
6. 能讨论出新的安全的工作方式以改善老年人的生活质量和幸福程度。
7. 能够给老年人以及时的鼓励与肯定。

类风湿关节炎是一种以手足小关节受累为主的全身性疾病，关节肿痛、发作和缓解交替进行。类风湿关节炎病程长，老年人长期承受着疾病的折磨，严重影响生活质量，使老年人承受着巨大的心理压力，出现恐惧、孤独、焦虑，甚至绝望等心理问题。类风湿关节炎老年人在急性期一定要卧床休息、限制活动，在缓解期再适当进行活动，选择适合自己的训练方式，比如可以做伸展运动、散步、抓握活动来防止关节失用。因此，处于疾病缓解期的老年人，应侧重于以功能恢复与维持为主的康复锻炼、生活照护和心理支持，同时给予必要的社会支持与帮助，最大程度提高老年人的生活质量。下面以入住医院照护为例进行类风湿关节炎老年人的综合照护。

【情景导入】

×××，女，52岁，患有类风湿关节炎2年余。1个月前无明显诱因突然出现全身多关节肿痛，以膝关节、髋关节、腕关节、近端指间关节为主，有晨僵(大于1小时)，指间关节轻度变形，疼痛不能自行缓解，活动明显受限，老年人情绪低落、忧虑，门诊以类风湿关节炎收入院。查体：生命体征正常，双腕稍肿胀，压痛阳性，双肩上举困难；双手部分掌指关节、近端指间关节轻度肿胀，有压痛，双手握拳障碍，给予非甾体抗炎药、羟氯喹片、甲氨蝶呤片等药物治疗。治疗10天后，症状减轻，活动中度受限，但生活能自理。复查血沉为18mm/h，类风湿因子阴性。

【照护任务】

6-4-1 类风湿关节炎老年人综合照护学习任务单

1. 请书写案例照护计划。

2. 请完成下列照护，但又不仅限于以下内容：

(1)请给予老年人类风湿关节炎治疗后的炎症活动性评价和关节功能的评定。

(2)请给予老年人预防关节失用的康复训练指导。

(3)请给予老年人心理照护。

3. 请根据你的照护撰写一份反思报告。

【拓展与思考】

1. 什么是类风湿关节炎？如何判断疾病是处于急性期还是缓解期？如何判断关节活动情况？

2. 有哪些原因及危险因素会导致老年人突然病情加重？

3. 老年人近期为何会情绪低落、忧虑？

4. 对类风湿关节炎老年人应该从哪些方面做好健康宣教？

5. 可以从哪些角度切入进行老年人的情绪安抚？

6. 预防关节失用的康复训练可以达到何种程度，应该如何判定？

【案例分析】

1. 病情分析：老年人患类风湿关节炎2年余，1个月前无明显诱因突然病情加重，指间关节轻度变形，疼痛不能自行缓解，活动明显受限，老年人情绪低落、忧虑。

2. 心理分析：根据案例，导致情绪问题可能有以下几个因素，①疾病原因。类风湿关节炎为慢性进展性疾病，老年人可能担心肢体畸形、功能残废等加重心理负担。②生活自理原因。指间关节轻度变形，疼痛不能自行缓解，关节功能受限，日常活动会引起关节疼痛影响自理能力。③经济负担原因。类风湿关节炎需长期控制，配合治疗，许多工作较难完成，会带来经济负担。分析老年人焦虑的原因，从多角度去考虑和解决问题，做好心理疏导。

3. 照护分析：老年人指间关节轻度变形，有疼痛活动受限，在炎症活动性评价和关节功能的评定时应予以关注；同时在指导老年人进行预防关节失用的康复训练时也应时刻关注疼痛问题；照护中及时给予老年人鼓励与表扬，以树立老年人继续康复锻炼的信心。

4. 健康教育分析：老年人患类风湿关节炎2年余，此次无明显诱因突发疾病加重，应结合案例做好健康宣教。

5.社会支持分析:案例中相关信息较少,需要进一步沟通以判断是否需要经济、社会等方面的支持与帮助。

【实际照护内容】

1.指导老年人进行康复训练,防止关节失用变形,促进炎症吸收,恢复关节功能。

2.为老年人进行心理疏导,使其低落、忧郁情绪得到改善。

3.为老年人进行类风湿关节炎健康宣教,老年人学会类风湿关节炎的护理相关知识,能积极配合治疗,促进康复,使疾病长期缓解。

【照护计划】

根据案例分析及任务要求,按照照护实施的逻辑顺序,制订该老年人的照护计划,填入表 6-4-1 中。

表 6-4-1　照护计划

照护任务	照护目标	照护依据	照护措施

【照护实施】

按如表 6-4-2 所示步骤实施照护。

表 6-4-2　照护实施步骤

步骤	照护内容	照护要点及沟通宣教示例
操作者准备	照护员穿着得体，洗手，必要时戴口罩	
核对	核实老年人身份信息	“阿姨，您好，我是您的照护员×××，请问您叫什么名字？让我看下您的手腕带。”
询问	询问老年人的感受和感觉	询问老年人的感受和感觉，如饮食、睡眠、情绪、二便、疾病症状等
解释说明	说明照护的目的与意义	说明照护的目的与意义，取得老年人的配合，要注意情绪的安抚
评估	评估炎症活动性和关节功能	评估顺序应从远端关节到近端关节。评估时注意观察老年人的反应
告知结果	告知评估结果	
用物准备	①治疗车上层：水杯、一次性手套、毛巾、记录单、笔、洗手消毒液；②治疗车下层：医疗及生活垃圾桶	用物按照操作顺序合理摆放
功能训练	①取体位；②做颈肩部热身运动；③示范康复治疗操配合要求；④训练后轻轻按摩上肢	训练时给予鼓励与表扬。做好情绪安抚和康复宣教。关注老年人的学习情况，给予及时协助与指导。关注照护对象新增或突发的照护需求，并及时处理
处理用物	正确处理操作用物	
取体位	取床上坐位	安置的体位要求舒适、安全
整理	①整理老年人的床单位，确认环境舒适；②床旁铃放在床旁；③拉起床栏，确保安全	
记录	记录评估结果及训练过程中老年人的反应等情况	所有数据均记录，且数据真实

【照护流程】

照护流程如图 6-4-1 所示。

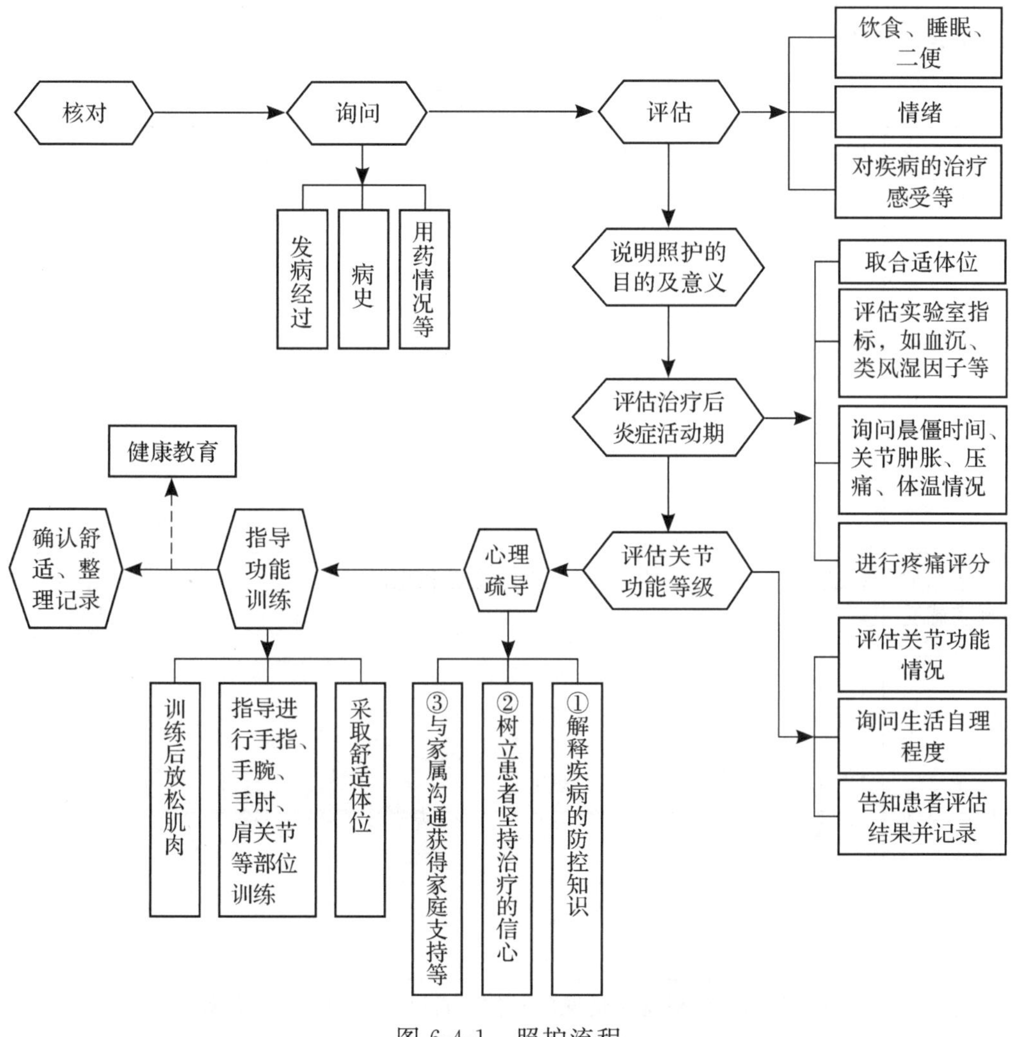

图 6-4-1　照护流程

【注意事项】

1. 选择合适的评估体位，从远端关节开始向近端关节进行评估。

2. 进行康复锻炼时关注老年人主诉和对疼痛的耐受度，动态调整训练难易度。

3. 老年人患类风湿关节炎，由于疾病康复、生活不便自理等问题，会对疾病有担心、焦虑情绪，应做好情绪安抚和健康教育。

4. 应围绕案例实际情景实施照护，避免空洞、脱离实际。

5. 不仅仅是生理、心理的照护，还包括社会照护，要提供社会支持与帮助。

【照护反思】

开展实际照护后，根据自身在照护实施中的问题书写反思报告（表 6-4-3），描述本次照护的大概情况，照护中做得好的地方；描述本次照护中存在的问题，分析并找出原因，提出解决问题的办法，促进自我提升。

表 6-4-3　反思报告

1. 描述要反思的事件	描述在本项目中某一个你需要反思的学习事件，描述发生了什么。
2. 描述当时的真实感受	描述在这一学习事件过程中，你的感受和想法。
3. 应对处理及对自己的评价	当时你是如何应对这个情况的？你对自己当时的处理评价如何？ 评价 1： 评价 2：

续表

4. 分析原因	具体分析造成不足的原因。
5. 提升及改进	你将采取哪些措施去改进和提升，去克服困难和解决问题？如果再遇到类似情况，你将会有哪些不同的做法和改变？

6-4-2　类风湿关节炎老年人综合照护 PPT

6-4-3　类风湿关节炎老年人综合照护评价标准

6-4-4　预防关节失用康复指导

【实战演练】

一、家庭场景

×××，男，68 岁，3 年前因受凉开始出现全身多关节肿痛，主要受累双腕关节、双手近端指间关节、双肘关节、双肩关节、双膝关节、双踝关节及双足小关节，日常活动严重受限。检查类风湿因子、血沉等指标，诊断：类风湿关节炎。经治疗后，症状缓解，活动中度受限，但生活能自理。6 个月前因抗炎止痛药应用后无明显缓解，遂自行停药，病情逐渐加重，双肩关节疼痛，伴双肩关节活动受限，经医院治疗后目前处于稳定期。现指间关节轻度变形，活动中度受限，自觉生活自理不方便，情绪低落、忧虑。作为照护员，请完成以下任务：

1.请书写案例照护计划。

2.请完成下列照护，但又不仅限于以下内容：

(1)请为他进行心理疏导。

(2)请根据情况指导他进行关节功能锻炼。

(3)请给予类风湿关节炎健康教育。

3.请在照护完成后撰写反思报告。

二、医院照护场景

×××，男，75岁，6年前无明显诱因出现右手第3近指关节肿胀、疼痛，活动不利，伴晨僵现象，次年累及左膝关节，未及时诊治。3年前左膝关节症状加重，就诊本地专科门诊，确诊为“类风湿关节炎”。近半年无明显诱因出现双膝关节疼痛、行走较困难、四肢大小关节肿痛、晨僵现象明显，同时食欲减退，极度消瘦，为进一步诊治入院。服用非甾体抗炎药、羟氯喹片、甲氨蝶呤片等药物治疗，治疗12天后症状减轻，活动中度受限，因关节活动时疼痛而情绪焦虑、低落。作为照护员，请完成以下任务：

1.请书写案例照护计划。

2.请完成下列照护，但又不仅限于以下内容：

(1)请提供心理支持，帮助老年人缓解情绪。

(2)请给予老年人类风湿关节炎治疗后的炎症活动性评价和关节功能评估。

(3)请给予老年人预防关节失用的康复训练指导。

(4)请给予类风湿关节炎健康教育。

3.请在照护完成后撰写反思报告。

（潘彬琪　宁香香）